Converse com o seu GATO!

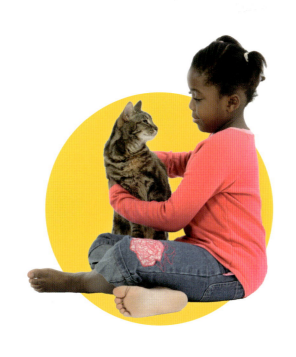

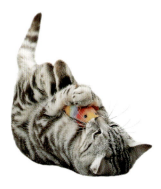

Título do original em inglês: *How to speak CAT!*
Copyright © 2008 Marshall Editions
Tradução para o território brasileiro – Copyright © Editora Manole Ltda.

Design: Alec Chin
Fotografia da capa: John Daniels

Tradução: Maria de Lourdes Giannini
Preparação, revisão e editoração eletrônica: Depto. editorial da Editora Manole

Dados Internacionais de Catalogação na Publicação (CIP)
(Câmara Brasileira do Livro, SP, Brasil)

Whitehead, Sarah
    Converse com o seu gato! / Sarah Whitehead ; [tradução Maria de Lourdes Giannini]. -- Barueri, SP : Manole, 2009.

    Título original: How to speak cat!
    ISBN 978-85-204-2855-9

    1. Animais - Aspectos simbólicos 2. Animais - Hábitos e comportamento 3. Gatos - Hábitos e comportamento 4. Relações homem-animal I. Título.

08-09827   CDD-158

Índices para catálogo sistemático:
    1. Gatos e homens : Ligação : Psicologia aplicada 158
    2. Homens e gatos : Ligação : Psicologia aplicada 158

Todos os direitos reservados.
Nenhuma parte deste livro poderá ser reproduzida, por qualquer processo, sem a permissão expressa dos editores.
É proibida a reprodução por xerox.
A Editora Manole é filiada à ABDR – Associação Brasileira de Direitos Reprográficos

1ª edição brasileira – 2009

Direitos em língua portuguesa adquiridos pela:
Editora Manole Ltda.
Av. Ceci, 672 – Tamboré
06460-120 – Barueri – SP – Brasil
Tel: (11) 4196-6000 – Fax: (11) 4196-6021
www.manole.com.br
info@manole.com.br

Impresso na China
Printed and bound in China by 1010 Printing International Ltd

Converse com o seu
GATO!

Sarah Whitehead

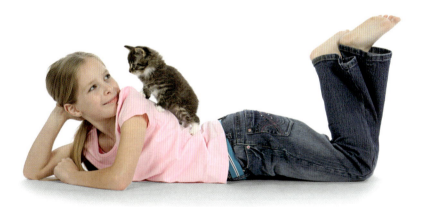

Manole

Sumário

6–7	Introdução

8   Você e o seu Gato

10–11	Um companheiro para a vida toda
12-13	Os primeiros dias
14-15	Lar, doce lar
16-17	Os encantos do ar livre
18-19	Perigos dentro e fora de casa
20-21	Saúde e beleza

22   Aprendendo a Linguagem do Gato

24–25	A linguagem dos gatos como segunda língua
26-27	Linguagem do gato: cauda, corpo, pernas e patas
28-29	Linguagem do gato: cabeça, orelhas e boca
30-31	Linguagem do gato: odores
32-33	Linguagem do gato: usando sinais de odores com o seu gato
34-35	Linguagem do gato: vocalização
36-37	Como interpretar as emoções do seu gato
38-39	Como o seu gato diz "Estou com medo!"
40-41	Quais são os sinais de raiva?
42-43	Como saber se o seu gato está feliz
44-45	Como "conversar" com o seu gato
46-47	Linguagem dos gatos: perguntas e respostas

48   Converse com o seu Gato

50–51	O que o gato pensa do treinamento
52-53	Recompensas, recompensas, recompensas!
54-55	Lições para toda a vida
56-57	Fazendo amizade em casa

58–59	Aprendizagem precoce: boa educação e segurança ao brincar
60-61	Não faça isso!
62-63	Ensinando a técnica para usar a portinha
64-65	Ensinando o seu gato a usar o poste de arranhar
66-67	Vir quando é chamado
68-69	Truques fantásticos: sentar-se sob comando e "brincar de urso"
70-71	Truques fantásticos: devolver objetos
72-73	Passeando com a guia e a coleira

74   **Jogos e Diversões**

76–77	Jogos de perseguição: como brincar com segurança
78-79	Caça ao "rato"! Jogos de procurar objetos
80-81	A agilidade do gato!
82-83	Testes de inteligência do gato
84-89	Perguntas que você sempre quis fazer!
90-91	Glossário
92-93	Sites e Instituições
94-96	Índice Remissivo
96	Agradecimentos

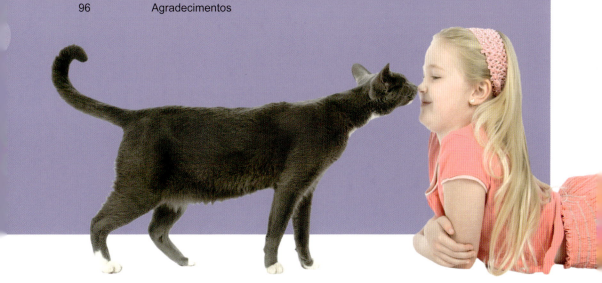

Introdução

Os gatos fazem parte da nossa história social. Antigamente, dependíamos deles para caçar ratos e camundongos e proteger nossos depósitos de comida. Agora, nós os adoramos por seu afeto e por toda a diversão que eles nos proporcionam. No entanto, os gatos nunca perderam o seu "lado selvagem", e é isso que os torna criaturas tão fascinantes: são ao mesmo tempo animais selvagens e bichinhos de estimação carinhosos!

Nossos gatos são expressivos, divertidos, carinhosos e brincalhões. Também são independentes, charmosos, determinados e concentrados. Como donos, temos a tarefa de tentar entender e apreciar os dois lados da personalidade do nosso gato e reservar um tempo para aprender sua linguagem, para podermos reconhecer o seu humor, suas necessidades e seus sentimentos.

Embora os gatos tenham convivido com as pessoas ao longo dos séculos e feito de nosso sofá sua moradia, é importante entender que precisamos ensinar cada gato a lidar com a nossa vida doméstica. Os gatos precisam aprender a aceitar todos os tipos de visões, sons e odores de seu dia-a-dia conosco, e também devem aprender a gostar de serem tocados e segurados. Eles devem suportar o som da máquina de lavar, o ronco do aspirador de pó, a torrada pulando da torradeira e a nossa correria de um lado para o outro! Também devem ser capazes de ignorar o telefone tocando, de tolerar os cuidados no veterinário e se adaptar a todas as experiências estranhas e maravilhosas que fazem parte da convivência com os humanos.

A vida com os humanos deve parecer estranha do ponto de vista do gato!

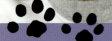

Introdução

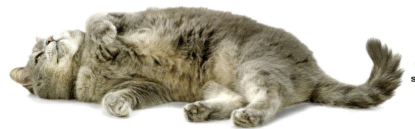

Os gatos "falam" por meio de seu corpo e de suas expressões faciais.

O mais importante de tudo, no entanto, é que os gatos precisam aprender a se comunicar com as pessoas. A nós, cabe ensiná-los um pouco sobre a linguagem humana, enquanto aprendemos um pouco sobre a linguagem deles. Os gatos podem se comunicar de formas que as pessoas não entendem muito bem. O olfato deles é tão desenvolvido que às vezes eles "sentem o gosto" dos odores em vez de apenas cheirá-los. Sua audição é tão aguçada que eles podem detectar a agitação de um rato ou de um inseto e também enxergam coisas que nós jamais veríamos. Apesar de todas essas diferenças, é possível se comunicar com o seu gato. Aprendendo como ele "fala", você começa a entender as necessidades e os sentimentos dele. Para isso, basta observar sua linguagem corporal e suas expressões faciais. Os gatos podem não falar português, mas eles nos dizem muito com os movimentos de suas orelhas, bigodes e cauda!

Aprender a entender seu gato é divertido e interessante – e você irá interagir com ele de uma maneira que o fará sentir-se confortável e seguro. Você pode treiná-lo a vir quando for chamado, a sentar-se e ficar parado e a fazer alguns truques divertidos!

Poucas pessoas dedicam seu tempo a aprender a conversar com os gatos. Se você o fizer, entrará no seleto grupo de pessoas que descobriram muitas recompensas nisso. Aprendendo a interpretar o comportamento dos gatos, você se tornará um especialista em entender o seu melhor amigo. E seu gato irá amá-lo por isso!

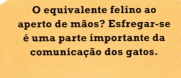

O equivalente felino ao aperto de mãos? Esfregar-se é uma parte importante da comunicação dos gatos.

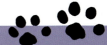

Você e o seu Gato

É uma alegria conviver com os gatos; eles podem se tornar ótimos amigos, brincando com você quando se sentem ativos e se esfregando em suas pernas quando simplesmente querem um pouco de carinho. Assim como nós, cada gato é diferente. Alguns são extrovertidos e saltitantes, outros são mais quietos e tímidos. É muito divertido descobrir do que o seu gato gosta ou não.

Cuidar do seu melhor amigo significa levar em consideração as necessidades dele, quando se trata de saúde, comportamento e conforto. Todos os gatos precisam de água, comida e diversos lugares confortáveis para descansar! Eles precisam expressar seus comportamentos naturais para manter o condicionamento físico e a saúde corporal e mental.

Eles também precisam de segurança, companhia e exercício para serem felizes. No entanto, suas tarefas e responsabilidades como dono ideal vão muito além dessas necessidades básicas! Os gatos adoram sentir que fazem parte da família. Seu gato pode gostar de interagir com você, seus amigos e até mesmo outros animais de estimação. É nosso dever garantir que ele se adapte ao ambiente desde o começo.

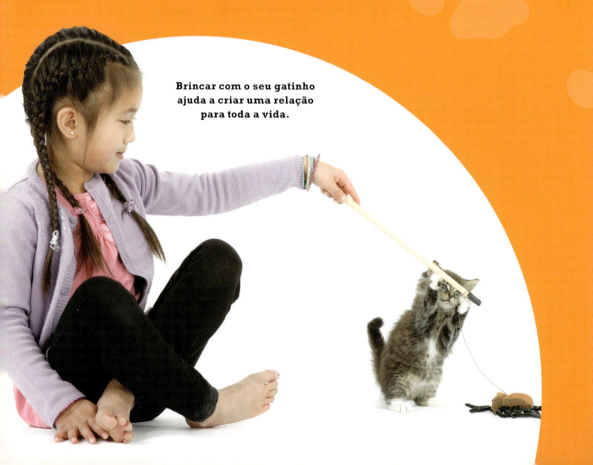

Brincar com o seu gatinho ajuda a criar uma relação para toda a vida.

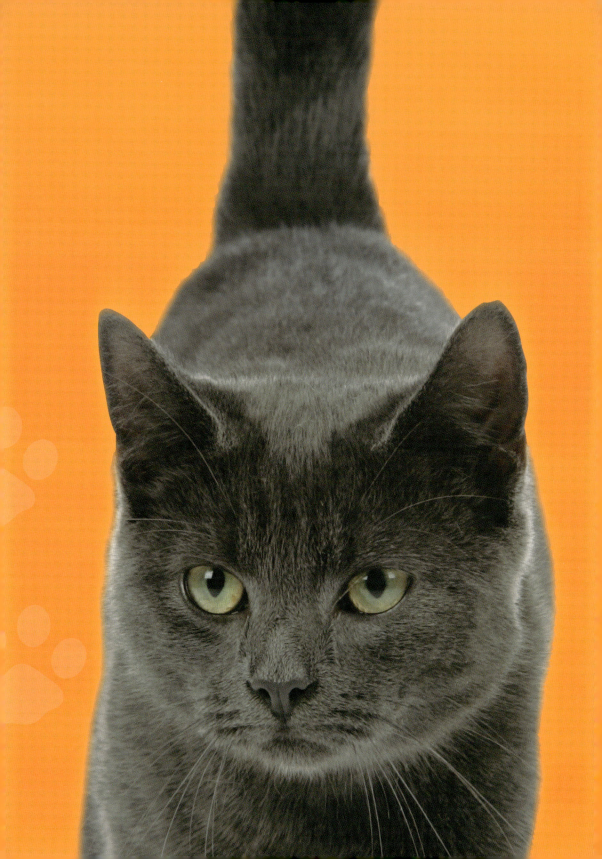

Você e o seu Gato

Um companheiro para a vida toda – as responsabilidades e alegrias de se ter um gato

Ter um gato é ter uma grande responsabilidade. Embora sejam conhecidos pela sua independência, os gatos precisam de nós para mantê-los seguros e bem providos, de forma que tenham uma vida repleta e feliz. E eles nos devolvem tudo isso, à sua maneira. São companheiros maravilhosos, que gostam de contato físico e afeto tanto quanto de brincadeiras e diversão!

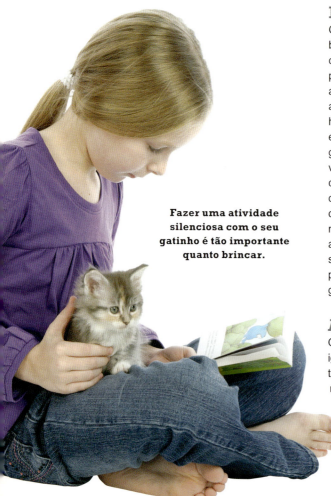

Fazer uma atividade silenciosa com o seu gatinho é tão importante quanto brincar.

Infância

Quando pensamos em filhotes, lembramos de bolinhas fofas e bonitinhas, rolando e brincando com seus irmãozinhos. Os gatinhos são como pequenas esponjas, que absorvem tudo o que acontece no mundo que os cerca. Entretanto, apesar de os gatos estarem associados aos homens há tantos séculos, isso não os transforma em animais de estimação instantâneos. Cada gatinho precisa se acostumar com os sons, as visões e os odores das pessoas para se sentirem confortáveis conosco. Na verdade, os gatinhos de rua (que nascem sem casa ou dono) carecem desse tipo de contato. Como resultado, eles são mais selvagens, embora alguns possam aprender a tolerar a companhia humana. É essencial que sejam bem cuidados e familiarizados com muitas pessoas diferentes, para que eles verdadeiramente gostem de ficar conosco.

Adolescência

Os gatos passam pela fase da adolescência, igualzinho a nós. Eles costumam atingir o tamanho adulto entre os 6 e 8 meses de vida, mas continuam amadurecendo até por volta dos 2 anos de idade. Os gatos adolescentes parecem ter as pernas compridas demais quando começam a crescer! Durante esse período, é importante ser firme quanto às regras da casa. Experimente fazer algum treinamento com seu gato, só para se divertir.

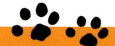

Você e o seu Gato

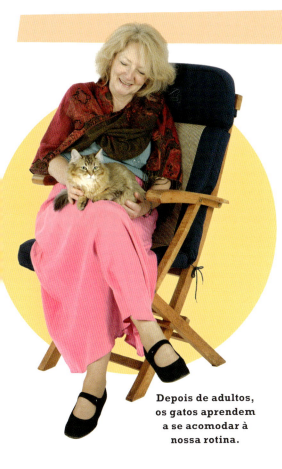

Depois de adultos, os gatos aprendem a se acomodar à nossa rotina.

Velhice

Os gatos tendem a envelhecer com muita graça. Eles não parecem sofrer da mesma rigidez e falta de energia que cachorros (ou pessoas!) de idade avançada. Embora os gatos idosos durmam mais, eles ainda gostam de atividades dentro de casa e de passeios ao ar livre, e alguns conseguem perseguir roedores ou mariposas!
No entanto, o que eles mais parecem apreciar é o amor e a companhia de seus donos humanos e a alegria de estar no coração de sua família.

A verdadeira idade do seu gato

A expectativa de vida de um gato saudável é de 14 a 15 anos ou até mais. Isso significa que o seu gato pode ser considerado um adolescente quando tem apenas 5 meses, um adulto quando faz 1 ano e um aposentado quando tem 12 anos!

Mantenha-o ativo e distraído com vários jogos e brincadeiras, para impedir que a curiosidade natural dele se transforme em molecagem!

Vida adulta

Os gatos adultos são flexíveis, graciosos, atléticos e musculosos. Quando podem sair de casa, eles desenvolvem um território próprio com aproximadamente 1,5 km de circunferência. Eles patrulham esse território e usam o olfato para descobrir se outros gatos passaram por ali. Os gatos adultos já sabem as rotinas e o estilo de vida da casa. Não fique surpreso se ele estiver esperando na porta quando você chegar em casa da escola ou se ele se sentar ao lado da tigela de comida exatamente na hora do jantar – tudo isso sem usar um relógio de pulso!

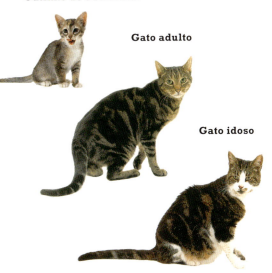

Gatinho de 8 semanas

Gato adulto

Gato idoso

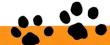

Os primeiros dias

Os primeiros dias e semanas do gatinho causam um impacto de longo prazo na vida e no comportamento dele no futuro. Muitos gatinhos ficam com a mãe até completarem 7 semanas. Esta é uma fase muito importante de suas vidas; porque é nela que eles aprendem a ser um gato e a descobrir coisas sobre o mundo que os cerca.

Os gatinhos nascem cegos e surdos e dependem completamente da mãe para obter comida, calor e cuidados. Ela os ajuda até a "ir ao banheiro". No entanto, eles já possuem um poderoso olfato. Você pode ver como isso é importante, observando o enorme tamanho do focinho de um gato recém-nascido! Mesmo quando acaba de nascer, o gatinho já consegue identificar o cheiro da sua mãe. Eles se arrastam em direção a ela para se alimentar, seguindo seu cheiro reconfortante.

Ronronando para ganhar aprovação

Os gatinhos podem ronronar desde que nascem. Essa é uma comunicação essencial entre os filhotes e a mãe, para informá-la de que eles estão se alimentando e estão contentes. Como você sabe, os gatos ronronam ao longo de toda a vida quando querem mostrar que estão satisfeitos.

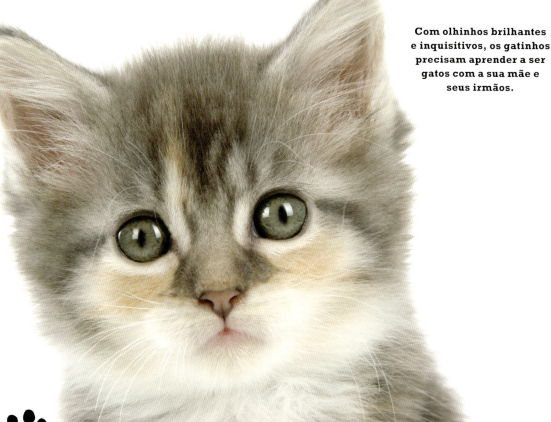

Com olhinhos brilhantes e inquisitivos, os gatinhos precisam aprender a ser gatos com a sua mãe e seus irmãos.

Você e o seu Gato

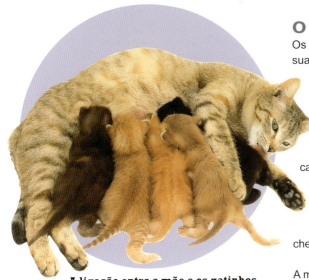

A ligação entre a mãe e os gatinhos é fortalecida pelos odores e sons.

O banheiro perfeito!

Os gatos gostam de privacidade quando fazem suas necessidades e, portanto, a caixa de areia precisa ser colocada em um lugar silencioso e distante dos outros animais da casa. Algumas caixas de areia possuem teto, paredes e uma portinha basculante. A vantagem é que elas mantêm os cachorros mais xeretas afastados! O tipo de material da caixa deve ser fino e fácil de peneirar – como areia ou terra especial (partículas absorventes de argila seca). Os materiais com desodorantes podem tornar a caixa mais agradável para nós, mas provavelmente o cheiro é muito forte para o gato!

A maior parte dos gatinhos já sabe usar a caixa de areia quando você o traz para casa, porque esse instinto é muito natural neles. Se o gatinho parecer relutante, coloque-o na caixa de hora em hora, elogie e dê uma recompensa se ele a usar. Nunca castigue o gato se ele fizer suas necessidades no lugar errado. Isso pode ser um sinal de ansiedade do gato e ficar com raiva dele apenas o fará piorar.

Do leite aos alimentos sólidos

Quando os gatinhos têm cerca de 4 semanas, a mãe começa a desmamá-los e a acostumá-los aos alimentos sólidos. Para isso, ela nega o acesso deles às mamas – eles já têm dentinhos afiados que machucam! Embora os gatinhos tentem mamar de vez em quando, logo eles começam a procurar outros tipos de comida, desenvolvendo desse modo seus instintos de caça. Eles também passam muitas horas brincando de "caçar" seus irmãozinhos. Nessa brincadeira, eles pulam, perseguem uns aos outros, atacam e se defendem em uma batalha de faz-de-conta!

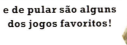

Brincar de se esconder e de pular são alguns dos jogos favoritos!

Usando a caixa de areia

Os gatos têm um excelente olfato e gostam de se limpar. Isso significa que eles são, em geral, fáceis de treinar, mas também que a caixa de areia precisa estar sempre em condições impecáveis. Alguns gatos evitam usá-la se ela não estiver extremamente limpa. Sempre lave as mãos depois de limpar a caixa de areia.

DICA IMPORTANTE

Você tem mais de um gato? Então, adquira mais de uma caixa de areia! Você precisa de uma caixa para cada gato, além de uma caixa extra, para garantir.

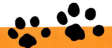

Você e o seu Gato

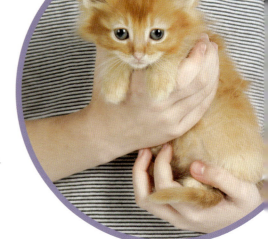

Lar, doce lar

Ter um gatinho pode ser muito divertido, mas, como todos os filhotes, eles precisam aprender uma rotina e algumas regras da casa. Sente-se com a sua família e decida quais são as regras mais importantes, desde o início. Escolha o responsável por alimentar o gato e encontre um local adequado para as refeições dele.

Sonecas

O gatinho deve ter uma cama própria, em um local silencioso e calmo. Muitos gatos adoram redes, enquanto outros gostam de camas fechadas, do tipo "iglu", onde se sentem aconchegados e seguros. Embora os gatos sejam especialistas em encontrar o local perfeito para dormir, é uma boa idéia impedir que ele durma na sua cama ou sobre o seu computador se você não quiser que ele faça isso para sempre. Faça uma lista dos locais em que o gato pode dormir e daqueles em que isso é "proibido". Assim, ninguém terá desculpa para quebrar as regras!

Pegando seu gatinho com segurança

Apóie o peso do gatinho nas mãos quando levantá-lo do chão. Mantenha o gatinho perto do seu corpo, mas sem apertar, para que ele se sinta seguro. Os gatos que não gostam de colo podem criar problemas no veterinário mais tarde. Por isso, é bom pegá-lo no colo e colocá-lo em uma superfície elevada ocasionalmente, e depois dar um petisco saboroso. Isto significa que ele fará associações agradáveis com o fato de ser pego.

Loucos por comida

O gatinho deve ter uma tigela própria de comida e outra de água. Nunca dê comida do seu prato ou petiscos da mesa. Isso o incentiva a pular na mesa e roubar comida da pia da cozinha ou a subir na mesa de jantar tentando encontrar algo gostoso! Alguns gatos começam a roubar comida das suas mãos quando você está comendo – uma grande grosseria! Decida se irá alimentar o gato em horários determinados ou só quando ele pedir comida.

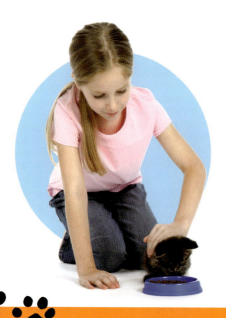

Você e o seu Gato 15

A melhor mesa

Os gatos gostam de comer em um local onde se sintam seguros. Tenha sensibilidade para escolher uma área e usá-la sempre, para que ele aprenda que sempre será alimentado ali. Se ele se alimentar em uma superfície alta, se sentirá seguro. Ele pode olhar ao redor enquanto come, e também ficará fora do caminho das pessoas que estão passando e da invasão de outros animais de estimação. O gato gosta de se alimentar bem longe da caixa de areia. Como nós, que, afinal de contas, não gostamos de comer no banheiro!

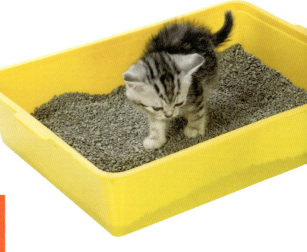

Os gatos são criaturas naturalmente limpas – eles escavam a areia para cobrir traços das partes que já usaram.

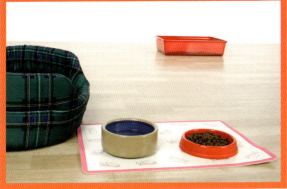

A caixa de areia do gatinho deve ser colocada bem longe da cama e das tigelas de água e comida.

Um jantar quente

Os gatos tendem a gostar muito mais da comida quando ela está em temperatura ambiente, pois o odor e o sabor da comida são mais fortes quando ela está quente. Por esse motivo, é melhor tirar a comida da geladeira cerca de 30 minutos antes de ele comer.

Companhia para jantar

Diferentemente dos cachorros, a maioria dos gatos fica feliz em ter companhia durante as refeições. Converse com o seu gato em voz baixa e acaricie-o enquanto ele está comendo, para ajudar a criar uma ligação. Este é um bom método também para ajudar um gato ansioso a aprender a associar o contato humano com algo positivo! Se o seu gato for nervoso, pode ser uma boa idéia dividir a comida dele em porções pequenas. Assim, ele pode consumir porções pequenas o dia todo – enquanto você usa todas essas oportunidades para criar uma relação calma e amistosa com ele.

FATO SOBRE OS GATOS

Os gatos não podem ser vegetarianos. O motivo é que o seu corpo é incapaz de fabricar um aminoácido essencial conhecido como taurina, que é vital para que os olhos funcionem de maneira adequada. Então, eles precisam obter a taurina na carne. Sempre use uma ração para gatos de boa qualidade, recomendada pelo veterinário.

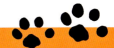

Os encantos do ar livre

A decisão de deixar ou não o seu gato ter livre acesso à rua pode ser difícil. Se você mora perto de uma avenida ou fica preocupado porque o seu gato pode se machucar ou se perder, é melhor mantê-lo dentro de casa.

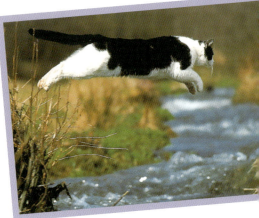

No entanto, os gatos são predadores ativos! Assim como seus primos mais selvagens, o leão e o tigre, eles adoram caçar e passear. É assim que se exercitam e estimulam a mente, além de se divertirem. Se você decidir manter o seu gato permanentemente dentro de casa, é essencial que ele tenha muitas atividades para se manter ocupado.

Fora de casa, os gatos estão em seu ambiente natural, onde podem correr e pular.

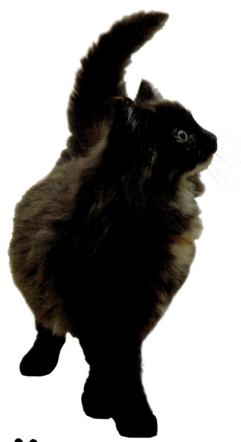

Proteção importante

Os gatinhos precisam completar seu ciclo de vacinas antes que possam se aventurar no mundo. A vacinação apropriada pode variar, portanto, pergunte ao veterinário quando o gato pode começar a sair. Mesmo que o gatinho já tenha tomado todas as vacinas quando você o trouxer para casa, ou se você ganha um gato mais velho, ele ainda precisa ficar dentro de casa por três ou quatro semanas antes de poder sair. Assim, ele se familiariza com a sua casa e fica apegado a você – e quando sair terá vontade de voltar.

FATO SOBRE OS GATOS

Os gatos possuem um excelente instinto doméstico. Isso significa que geralmente são ótimos para encontrar seu caminho de volta, usando a visão e o olfato. Sabemos de alguns casos de gatos que conseguiram encontrar seu caminho de volta quando estavam a centenas de quilômetros de distância de casa!

Você e o seu Gato 17

> **DICA IMPORTANTE**
> A coleira sempre deve ter um mecanismo de desconexão, para que se solte se seu gato ficar preso em alguma coisa.

Tente enfiar o dedo embaixo da coleira para ver se não está muito apertada, e continue verificando sempre ao passo em que o gatinho cresce.

Quero sair!
Siga as sugestões abaixo para garantir que o gato volte para casa com segurança, na primeira vez que puder sair.

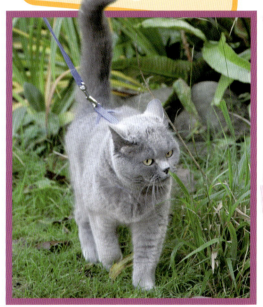

Não é seguro deixar o gato sair sozinho? Treine-o para passear com uma guia.

A coleira
O gato precisa usar uma coleira se for se aventurar na rua, depois de tomar todas as vacinas. Porém, ele precisa se acostumar! Comece com uma coleira fininha e leve. Coloque-a primeiro quando o gatinho estiver comendo, e depois a retire. Repita com freqüência. Isso o ajuda a associar a coleira a coisas boas.

1 Deixe o gatinho sair no começo do dia. Assim, ele tem tempo para explorar e voltar para casa antes de escurecer.

2 Prepare alimentos deliciosos e com cheiro forte, como um peixe, antes de deixar o gatinho sair. Você pode dar um pouco dessa comida como recompensa, assim que ele voltar para casa.

3 O gato possui glândulas de olfato sob a pata. Isso significa que é importante deixar que saia pela porta caminhando nas primeiras vezes (isto é, não o pegue no colo e o coloque lá fora). Assim, ele seguirá o próprio cheiro para voltar para casa.

4 Mantenha outros animais dentro de casa nas primeiras vezes que deixar o seu gato sair. Às vezes, os cachorros perseguem gatos quando estão muito agitados. Isto pode assustar o gato e fazer com que ele tenha medo de voltar.

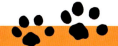

Você e o seu Gato

Perigos dentro e fora de casa

Os gatos são criaturas muito curiosas. Eles têm agilidade para entrar em espaços apertados e subir em superfícies altas. Às vezes, isso os coloca em perigo! Torne sua casa o mais segura possível, principalmente se tiver um filhote.

Perigos tóxicos

Infelizmente, os gatinhos estão muito interessados no que há dentro da garagem e no jardim, onde podem encontrar produtos químicos e outras substâncias perigosas. Sempre leve o gatinho ao veterinário, se suspeitar que ele comeu algo que possa oferecer risco à saúde.

Em casa

Os gatos adoram brincar com todos os tipos de coisas. Em primeiro lugar estão as coisas que fazem barulho e se parecem com pequenas presas. Infelizmente, isso significa que itens como cartelas de comprimidos são tentadores, o que pode ameaçar a vida do gato, em caso de ingestão. Seu gatinho também pode achar muito divertido brincar com uma linha; mas os fios elétricos, que são semelhantes, obviamente são muito perigosos. Tente pensar em como o seu gato vê as coisas e remova as que forem perigosas.

Os riscos das plantas

Os gatos costumam mastigar grama quando saem de casa. Isso não causa problemas. No entanto, não é seguro comer certas plantas. Algumas delas são comuns no ambiente doméstico, tornando-se um risco para os gatos que ficam dentro de casa: ciclames, ficus, cheflera e bico-de-papagaio são exemplos venenosos.

A prática de escalada pode ser divertida, mas, às vezes, não é segura para os gatos nem muito boa para as cortinas.

Você e o seu Gato 19

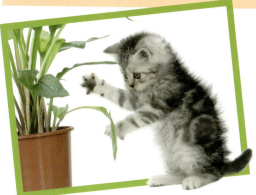

Os gatinhos são atraídos pelas plantas, então, verifique se elas não são venenosas.

Outros gatos

Os gatos são muito territoriais. Isso significa que eles defendem seu jardim ou uma área que delimitarem como sendo sua. Embora a maioria dos gatos prefira fugir a brigar, às vezes ocorrem disputas entre gatos vizinhos, causando brigas. Se você acha que o seu gato brigou com outro, examine-o com cuidado e leve-o ao veterinário para fazer um exame completo. Pode ser difícil encontrar mordidas de outros gatos, mas quase sempre elas resultam em abscessos ou infecção, que precisam de tratamento.

Outros animais

Dependendo da região, cobras venenosas e outros animais, como lagartos e aves de rapina, podem apresentar risco. Pergunte ao veterinário como proteger o seu gatinho. Os gatinhos são ocasionalmente picados por vespas ou abelhas, em geral porque as estavam perseguindo! Embora isso seja dolorido, geralmente não causa problemas. Na verdade, só significa que o seu gato precisa ter mais respeito com elas na próxima vez! Às vezes os gatos encontram sapos ou rãs no jardim e não conseguem resistir a brincar com eles. No entanto, alguns sapos têm uma camada especial na pele que irrita a boca do gato se ele tentar morder, causando formação de espuma na boca. Isso pode ser assustador para você e seu gato! Entre em contato com o veterinário se o gatinho parece não estar bem.

TESTE RÁPIDO

Você sabe como manter seu gato protegido? Marque uma alternativa para cada pergunta, e então verifique quantas respostas corretas você marcou para ver quão seguro o seu filhote é.

1. Qual dessas plantas é venenosa para o gato?
a) Bico-de-papagaio
b) Grama
c) Alface

2. O que você deve fazer se seu gato parece doente?
a) Levá-lo ao veterinário.
b) Fazer carinho.
c) Cobri-lo com uma manta.

3. O gato quer brincar, então você deve:
a) Deixá-lo escolher do que ele quer brincar.
b) Usar um brinquedo especialmente desenvolvido para gatos.
c) Não brincar com ele.

4. Seu gato está entediado enquanto você assiste à TV. Ele tenta mastigar um fio elétrico. Você deve:
a) Brigar, porque ele fez o que não deveria.
b) Ignorar. Você não quer perder seu programa favorito.
c) Dar um brinquedo seguro para mantê-lo ocupado.

5. O gatinho sairá de casa pela primeira vez. Você deve:
a) Deixá-lo sair à noite e esperar que ele volte.
b) Deixá-lo sair pela manhã e depois chamá-lo para comer antes que escureça.
c) Carregá-lo até a rua e ficar com ele.

Respostas: 1. (a) 2. (a) 3. (b) 4. (c) 5. (b)

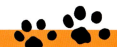

Saúde e beleza

Para manter a saúde do gato, você precisa cuidar dele e escová-lo todos os dias. Isso deve ser agradável para ambos, e também ajuda a estreitar a relação entre vocês, tornando-os melhores amigos. Ao mesmo tempo, você pode fazer uma verificação rápida de saúde: brinque de veterinário e examine orelhas, olhos, dentes e garras. Você até pode arrumar um estetoscópio de brinquedo e ouvir o coração dele!

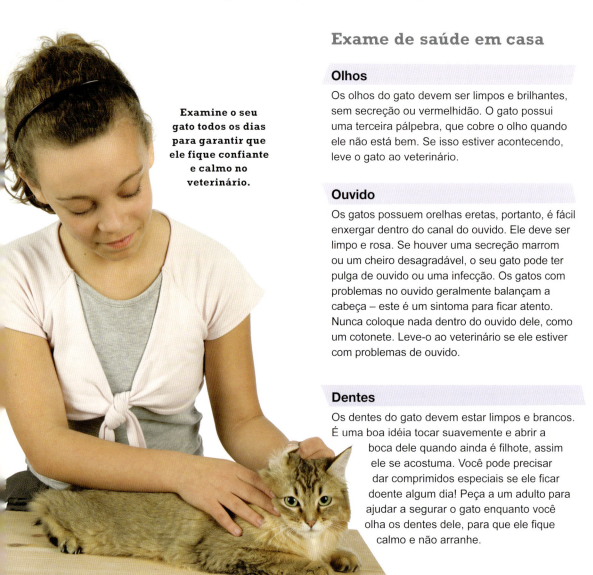

Examine o seu gato todos os dias para garantir que ele fique confiante e calmo no veterinário.

Exame de saúde em casa

Olhos
Os olhos do gato devem ser limpos e brilhantes, sem secreção ou vermelhidão. O gato possui uma terceira pálpebra, que cobre o olho quando ele não está bem. Se isso estiver acontecendo, leve o gato ao veterinário.

Ouvido
Os gatos possuem orelhas eretas, portanto, é fácil enxergar dentro do canal do ouvido. Ele deve ser limpo e rosa. Se houver uma secreção marrom ou um cheiro desagradável, o seu gato pode ter pulga de ouvido ou uma infecção. Os gatos com problemas no ouvido geralmente balançam a cabeça – este é um sintoma para ficar atento. Nunca coloque nada dentro do ouvido dele, como um cotonete. Leve-o ao veterinário se ele estiver com problemas de ouvido.

Dentes
Os dentes do gato devem estar limpos e brancos. É uma boa idéia tocar suavemente e abrir a boca dele quando ainda é filhote, assim ele se acostuma. Você pode precisar dar comprimidos especiais se ele ficar doente algum dia! Peça a um adulto para ajudar a segurar o gato enquanto você olha os dentes dele, para que ele fique calmo e não arranhe.

Você e o seu Gato 21

Essencial para gatos de pêlos longos, a escovação deve ser delicada, porém completa.

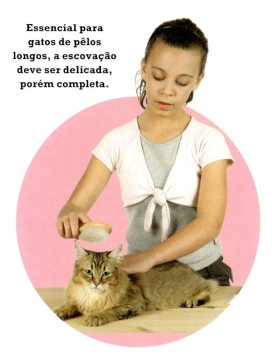

Para os gatos de pêlos longos, escove ao longo de todo o pêlo, separando em mechas. Não puxe se você encontrar um nó. É melhor separar os pêlos com as mãos ou até mesmo cortar o nó, do que machucar o gato puxando os seus pêlos.

Para os gatos de pêlos curtos, faça um "polimento" usando uma luva de veludo, deslizando a mão no sentido do comprimento do pêlo. Isto faz o "casaco" dele brilhar!

Se o seu gato tem o pêlo curto, passe uma luva de veludo nele para dar brilho à sua pelagem.

Cuidados de beleza

A escovação traz benefícios para todos os gatos, mas os de pêlos longos precisam ser escovados com mais freqüência.

1 Comece a escovar o gato descendo pelas costas, desde a cabeça até a cauda. A maioria dos gatos gosta disso, desde que você seja delicado e a escova seja macia.

2 Continue, escovando os ombros e as patas traseiras.

3 Dê alguns petiscos ao seu gato durante o processo, para recompensar o bom comportamento. Se ele ficar agitado, é uma boa idéia colocar um pouco de pasta de peixe ou outro alimento saboroso na altura do nariz dele. Seu gato pode ficar ocupado lambendo a pasta enquanto você o escova!

PARA IDENTIFICAR UM GATINHO DOENTE

Leve seu gato ao veterinário, se ele mostrar os seguintes sinais:

- ☐ Ele se recusa a comer
- ☐ Parece enjoado ou está vomitando
- ☐ Bebe mais água que o normal
- ☐ Não quer brincar
- ☐ Tem sono o tempo todo
- ☐ Não se limpa, ou a terceira pálpebra está visível sobre o olho.

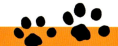

Aprendendo a Linguagem do Gato

Os gatos têm a sua própria linguagem, mas não se comunicam com frases ou palavras. Eles possuem um sistema complexo de sinais corporais, expressões faciais e sons que usam para expressar o que estão sentindo. Ainda mais interessante é o fato de que os gatos usam os cheiros para "conversar" uns com os outros. Essa parte da comunicação felina é muito importante, mas as pessoas quase não têm consciência disso.

Os gatinhos aprendem a usar a linguagem corporal com a mãe e os irmãozinhos, descobrindo como se comunicar e entender os sinais corporais de outros gatos. Eles também precisam aprender como as pessoas se comunicam. Os gatos não sorriem, riem, balançam os braços ou gritam quando estão animados, então, precisam aprender que esses gestos não representam uma ameaça. Como aprender um novo idioma, estudar a língua dos gatos exige tempo e paciência. No entanto, você interpretará exatamente o que seu melhor amigo está dizendo e responderá da maneira certa, se souber como ele se comunica!

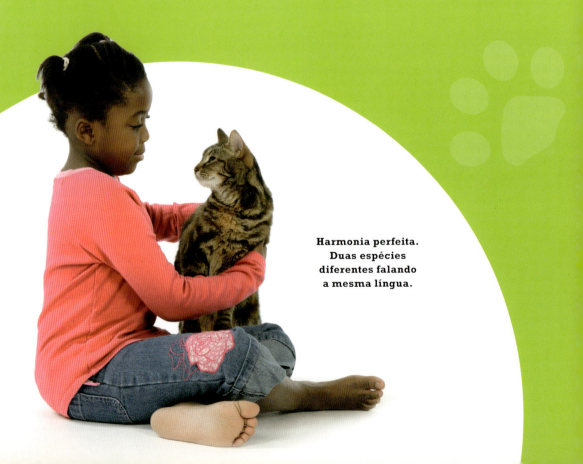

Harmonia perfeita. Duas espécies diferentes falando a mesma língua.

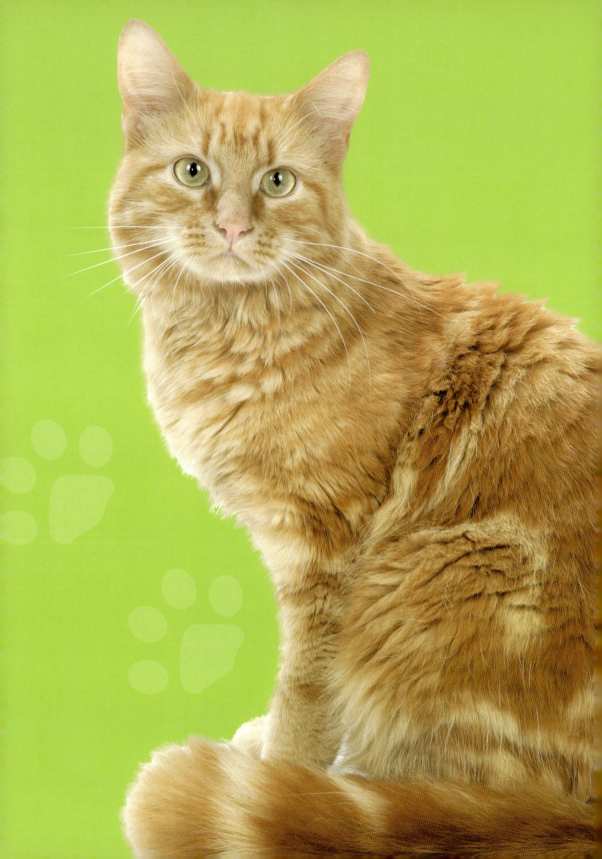

Aprendendo a Linguagem do Gato

A linguagem dos gatos como segunda língua

Aprender a linguagem dos gatos como uma segunda língua é um desafio, mas também é divertido e interessante. Se você souber observar as menores dicas, rapidamente se tornará um especialista em comunicar-se com o seu gato!

Olfato

O gato vê o mundo de uma maneira muito diferente da nossa. Os sentidos dele são concentrados em coisas diferentes, principalmente nos cheiros. Provavelmente, o olfato é mais importante para ele do que a visão para nós! Um gato pode obter todos os tipos de informação nos sinais e no cheiro que outros gatos deixam – e, da mesma forma, eles devem aprender muita coisa sobre nós também! Em comparação com os gatos, as pessoas são péssimas para reconhecer os odores. Para nós, um cheiro só é bom ou ruim. Reconhecemos uns aos outros pela aparência e pelo som, enquanto os gatos reconhecem as pessoas e outros animais pelo cheiro.

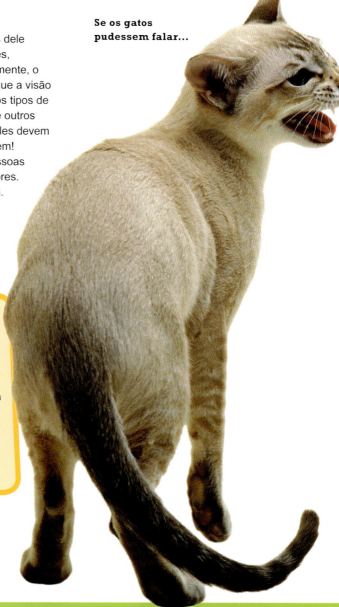

Se os gatos pudessem falar...

FATO SOBRE OS GATOS

Cada gatinho precisa aprender a interagir com as pessoas, a aceitar o contato e a gostar de ser tocado. Isso deve acontecer entre 2 e 7 semanas de idade ou é provável que ele irá se comportar como um animal selvagem. Por isso, os criadores devem garantir que seus gatinhos tenham contato com pessoas diferentes e que se acostumem a todas as visões e sons da vida cotidiana em uma casa agitada.

Aprendendo a Linguagem do Gato

FAÇA O TESTE!

Quantos tipos diferentes de felinos você consegue citar? Tente pensar em todas as espécies do mundo, desde os felinos grandes e selvagens até os pequenos e domésticos. Embora sejam muito diferentes, todos compartilham da mesma "linguagem" por meio de cheiros, visão, sons e tato.

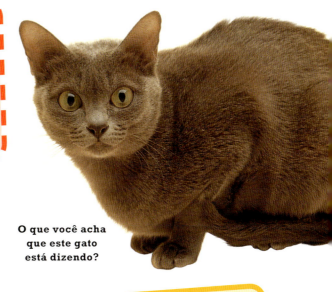

O que você acha que este gato está dizendo?

Mestres do "dito pelo não dito"

Os gatos também usam sons e sinais para se comunicar com outros gatos e conosco, mas eles são muito sutis em comparação com os cachorros ou as pessoas. Por exemplo, quando duas pessoas são apresentadas pela primeira vez, geralmente elas sorriem, levantam as sobrancelhas para se cumprimentarem e apertam as mãos. Dois gatos que acabam de se conhecer parecem completamente desinteressados um pelo outro, porque costumam ficar completamente imóveis e apenas dar uma piscadinha ou mexer a orelha para se comunicar.

FATO SOBRE OS GATOS

Acredita-se que a visão de um gato seja dez vezes menos eficiente que a de uma pessoa. No entanto, eles possuem 200 milhões de células sensíveis ao odor. As pessoas têm apenas 5 milhões!

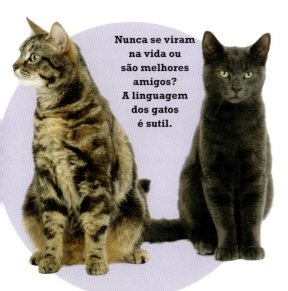

Nunca se viram na vida ou são melhores amigos? A linguagem dos gatos é sutil.

Pense como um gato

Os gatos devem achar alguns de nossos hábitos muito estranhos! Embora alguns deles gostem de afeto e de contato físico, eles nunca se abraçam, portanto devem achar esquisito quando tentamos pegá-los no colo e abraçá-los! Talvez não seja surpreendente o fato de que alguns gatos tenham medo das pessoas. Imagine como deve ser para um gato ver pela primeira vez alguém usando muletas!

Tente pensar no dia-a-dia do ponto de vista de um gato. Imagine ser bem menor do que nós, porém muito mais ágil e sensível. Deve ser confuso às vezes!

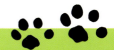

Linguagem do gato: cauda, corpo, pernas e patas

A linguagem corporal dos felinos é sutil. Isso significa que você deve observar com cuidado os menores movimentos e sinais, para entender o que ele está sentindo. Observe com atenção as diferentes partes do corpo e como ele as move para se expressar.

Postura corporal geral

Observe o corpo do gato. Ele está relaxado ou tenso? O gato que está ansioso tende a curvar a coluna e a se encolher o máximo que conseguir. Depois, fica imóvel e mexe apenas os olhos e as orelhas para manter a vigília. Os gatos que estão relaxados se alongam e costumam se mover calmamente e sem pressa.

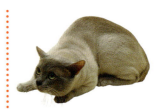

Cauda para cima!

Os gatos também usam a cauda para nos dizer o que sentem. É fácil saber quando o seu gato está feliz em vê-lo. Ele vem na sua direção com a cauda erguida na vertical e apenas a pontinha flexionada. Um gato calmo se move com a cauda para baixo, pendurada e relaxada.

Um gato que está bravo ou pensando em atacar pode balançar a cauda de um lado para o outro ou apenas a ponta. A cauda balançando com força é definitivamente um sinal de alerta de que o gato está muito agitado ou agressivo. É bem provável que você reconheça esse sinal quando o gato está observando pássaros pela janela e se sente frustrado porque não consegue alcançá-los!

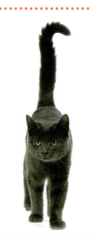

Cauda em posição estranha

Às vezes, o gatinho mantém a cauda para baixo, em um formato de U invertido. Isso significa que ele está pronto para brincar e se divertir. Freqüentemente, esse sinal aparece quando o gatinho está brincando e, de repente, começa a correr de um lado para o outro na sala de um modo esquisito, andando de lado.

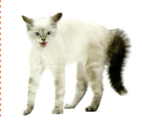

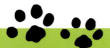

Aprendendo a Linguagem do Gato | 27

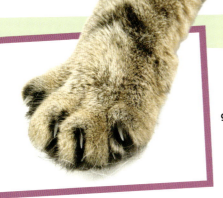

Perfeitamente adaptadas para a caça, as patas dos gatos são obras excepcionais da engenharia felina.

As garras mostram os pensamentos

As patas dos gatos têm um design incrível! Ele recolhe suas garras durante a caminhada e a corrida normal, mas elas podem ser imediatamente apontadas como armas durante a caça ou uma briga. As garras são muito afiadas e fortes, em um formato curvado perfeito para inserir na presa e agarrá-la.

Resposta a uma ameaça

Os gatos que estão bravos ou muito assustados mantêm a cauda para cima e com os pêlos eriçados, na característica pose de "escova de mamadeira".
O objetivo nesse caso é que a cauda pareça maior, tentando assustar uma ameaça, como outro gato ou um cachorro.

O "reflexo corretivo" do gato pode salvá-lo de uma lesão ou até mesmo da morte em uma queda.

FATO SOBRE OS GATOS

O gato doméstico é a única espécie capaz de manter a cauda na vertical enquanto caminha. Todos os felinos selvagens como leões, tigres e leopardos mantêm a cauda na horizontal ou encaixada entre as pernas quando caminham.

Corrigindo a queda!

Os movimentos dos gatos são ágeis, graciosos e atléticos. Eles conseguem se contorcer muito melhor que outros animais, porque possuem uma coluna flexível e não têm clavícula. Isso permite que eles mudem de posição no ar e sempre caiam em pé, evitando lesões. Os gatinhos desenvolvem essa capacidade, conhecida como "reflexo corretivo", quando têm apenas 7 semanas de idade.

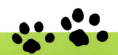

Linguagem do gato: cabeça, orelhas e boca

A face do gato é simplesmente maravilhosa. Com olhos, manchas e bigodes tão fantásticos, não é surpresa que tantas pessoas tenham quadros com gatos! Além de ser linda, a face do gato fornece dicas importantes do que ele está sentindo.

Olhos

Os olhos dos gatos dão muitas informações sobre o que ele está sentindo, mas você precisa saber como interpretá-los. O gato consegue espremer os olhos ou então abri-los em um olhar fixo, que o torna muito expressivo.

Um gato relaxado e contente fecha os olhos totalmente ou até a metade. Ele pode piscar lentamente e olhar na direção contrária à sua. Isso não é um insulto, mas sim uma mostra de que ele fica feliz com a sua companhia!

FATO SOBRE OS GATOS

Alguns gatos não se expressam da mesma maneira, principalmente se tiverem pêlos muitos longos ou pertencerem a uma certa raça. O gato Persa tem a cara achatada, o que significa que é incapaz de mover seus bigodes. Os gatos Esfinge não têm pêlos e geralmente não têm bigodes também!

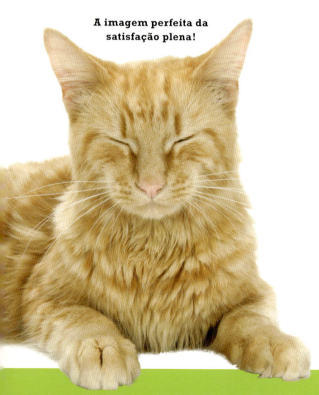

A imagem perfeita da satisfação plena!

As pessoas tendem a olhar nos olhos quando estão falando, o que pode ser interpretado como uma ameaça pelo gato se ele não conhece a pessoa.

Os gatos que estão com medo geralmente arregalam os olhos. A pupila – o círculo preto no centro do olho – dilata (aumenta). Quando está com raiva, o gato também arregala os olhos, mas, neste caso, as pupilas se tornam fendas estreitas e verticais.

Bigodes

Os bigodes dos gatos são muito móveis e podem apontar para a frente durante a caça. Acredita-se que isso ajude o gato a localizar a posição exata da sua presa, captando as vibrações recebidas pelos bigodes.

Aprendendo a Linguagem do Gato 29

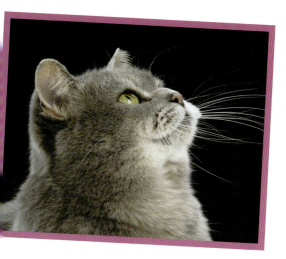

Um gato relaxado geralmente mantém as orelhas voltadas para a frente e um pouco inclinadas para trás. Se ele achar algo interessante, empina as orelhas para capturar o som. Um gato com raiva pode virar as orelhas totalmente para trás; este é um sinal claro para se afastar! Quando está com medo, ele achata as orelhas e elas ficam quase rentes à cabeça. Ele assume uma aparência mais "aerodinâmica", o que significa que está se preparando para "lutar ou correr", ou seja, atacar ou fugir.

Os magníficos bigodes deste gato enfatizam perfeitamente suas expressões.

Um gato relaxado mantém os bigodes abertos como se fosse um "leque" natural, enquanto um gato agitado, tenso ou nervoso também pode apontar os bigodes para fora, mas separando bem os pêlos.

Orelhas

As orelhas dos gatos domésticos são quase todas do mesmo tamanho e formato, seja qual for a raça ou o tipo de gato, e são muito expressivas. Trinta músculos diferentes permitem que elas se virem para a esquerda e para a direita, para a frente e para trás. As orelhas dos gatos também podem se mover de maneira independente uma da outra – assim, ele consegue girar cada orelha em uma direção diferente!

FATO SOBRE OS GATOS

A audição do gato é muito aguçada e melhor que a humana. O formato das orelhas do gato foi projetado para direcionar o som para o canal do ouvido – por isso eles conseguem ouvir os mínimos ruídos de animais (como ratos) se mexendo a vários metros de distância. Com uma audição tão sensível, ele não gosta de se sentar muito perto da TV ou do aparelho de som quando o volume está alto.

As posições da orelha podem expressar ansiedade, medo, interesse e até raiva.

Aprendendo a Linguagem do Gato

Linguagem do gato: odores

Os gatos possuem um olfato muito sensível. Ele é útil para encontrar presas, mas também é uma parte essencial do sistema de comunicação.

Na natureza, os felinos costumam viver separados. Eles se comunicam a longa distância para evitar confrontos, deixando sinais de odores para outros gatos se esfregando, arranhando e depositando urina e fezes.

Os gatos se reconhecem pelo cheiro. Eles fazem isso com tanta precisão que conseguem saber quem andou pela vizinhança, em que hora e por quanto tempo! Ele captura todas essas informações quando cheira um lugar em que outro gato deixou um sinal de odor.

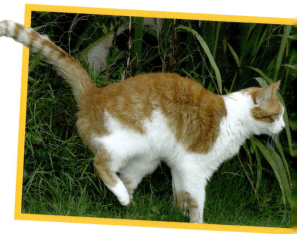

Às vezes, os gatos soltam a urina para deixar uma mensagem de odor para outros gatos. Isso é chamado de "spray".

Esfregar

Os gatos possuem glândulas de odor na cabeça e na face, bem como na base da cauda e das patas. Essas glândulas liberam uma combinação química exclusiva de cada gato – como uma impressão digital para nós. Esse odor individual ajuda o gato a se sentir seguro e confortável. Por esse motivo ele gosta de repor seu cheiro, esfregando-se nas superfícies da casa e também em nós! Isto nos deixa com um odor familiar e facilmente reconhecido pelo gato. Quando toda a família tem o mesmo cheiro, ele é chamado de "cheiro do clã".

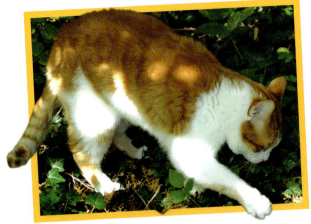

Os gatos geralmente enterram as fezes, a menos que queiram deixar um sinal muito intenso em exibição!

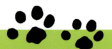

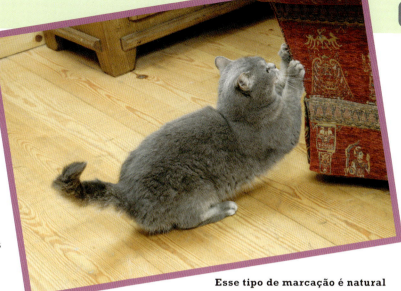

Arranhar

Os gatos costumam arranhar para deixar um sinal visual e também olfativo. As pessoas que já tiveram seus móveis arranhados por um gato já sabem como é o sinal visual. A ação de arranhar solta o odor das patas sobre a superfície. Embora as pessoas não sintam esse odor, para outro gato, é como ler um perfil de outra pessoa na Internet.

Esse tipo de marcação é natural para os gatos, mas extremamente irritante para as pessoas!

Urina

As substâncias químicas especiais na urina dos gatos agem como mensagens, que podem ser "lidas" por outros gatos. Para garantir que essas mensagens sejam percebidas, os gatos soltam a urina de uma forma específica, para que ela fique bem na altura do focinho de outros gatos! Embora deixar estas marcas ao ar livre seja normal para todos os gatos – machos e fêmeas, castrados ou não –, infelizmente os gatos ansiosos ou estressados podem soltar a urina em sprays dentro de casa também.

Fezes

Embora os gatos costumem enterrar as fezes, geralmente estão mandando mensagens visuais e olfativas quando decidem deixá-las à vista. Isto é o equivalente a exibir uma mensagem em um outdoor gigantesco!

Bem-vindo à sua casa!

O gato às vezes o cumprimenta de uma maneira brusca, pulando contra a sua perna e levantando rapidamente as patas dianteiras e as abrindo para trás. Esta é uma saudação que ele aprendeu com a mãe. Os gatos esfregam a cabeça e o nariz para dizer "olá" e trocar cheiros. As pessoas são muito altas para isso, então eles se esfregam onde conseguem alcançar!

FATO SOBRE OS GATOS

Cada gato tem seu odor individual, como se fosse uma impressão digital felina. Alguns medicamentos, como antibióticos, podem alterar o olfato temporariamente. Isso significa que dois gatos amigos não se reconhecem quando recebem certos remédios no consultório do veterinário. Para evitar isso, deixe-os separados temporariamente depois que voltar do veterinário. Faça carinho em um dos gatos e o incentive a esfregar-se em você, e, então, faça carinho no outro imediatamente. Isso reconstrói o cheiro do clã antes que os dois gatos voltem a se encontrar.

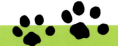

Aprendendo a Linguagem do Gato

Linguagem do gato: usando sinais de odores com o seu gato

É muito importante entender como o seu gato se comunica por meio do odor. Os humanos não são particularmente ligados a esta maneira de "falar", portanto precisamos fazer um esforço consciente para ajudar o gato a se sentir à vontade, usando sinais de odores em toda a casa.

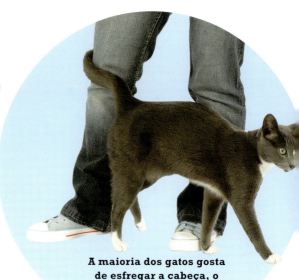

A maioria dos gatos gosta de esfregar a cabeça, o corpo e a cauda em nós para transferir seu odor.

Laços de família

Antes de tudo, é importante que você e seu gato tenham o mesmo cheiro. Os gatos se sentem à vontade e seguros quando sua família tem um cheiro conhecido, e é por isso que se esfregam em nós para compartilhar o cheiro deles. Isto deixa um traço do odor individual deles. Não podemos sentir esse cheiro, mas ele é essencial para que o gato se sinta confortável com você e com a casa. Obviamente, as pessoas usam sabonetes, perfumes e desodorantes – um exagero, na opinião dos gatos. Eles precisam refazer toda hora seu esforço para que tenhamos o mesmo cheiro que eles.

Para incentivar seu gato a esfregar a face e o queixo em suas mãos, espere que ele chegue perto de você. Ele não acha educado você se aproximar dele, e, além disso, ele pode ficar assustado se você o forçar a se esfregar em você. Portanto, fique sentado quieto e deixe a mão pendurada. Veja se ele se esfrega na sua mão ou no seu braço. Se isso acontecer, faça um carinho atrás da orelha e ao redor da face dele, pois isso ajuda a espalhar o cheiro. Alguns gatos mais tímidos preferem se esfregar nas pernas. A maior parte dos gatos faz isso quando está com fome.

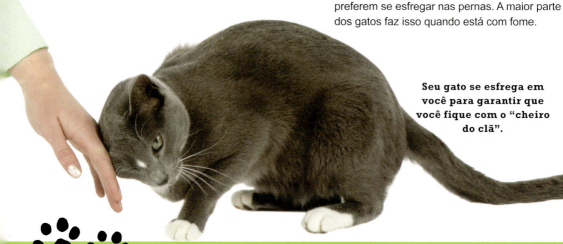

Seu gato se esfrega em você para garantir que você fique com o "cheiro do clã".

Aprendendo a Linguagem do Gato

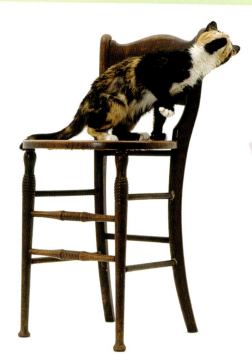

O truque do olfato
Para fazer o seu gato aceitar um novo objeto da casa, engane-o para que ele ache que aquilo já estava ali antes!

1 Pegue um pano limpo, como um guardanapo.

2 Incentive o seu gato a esfregar a face no pano, segurando-o com a mão. Não adianta esfregar o pano na face dele, porque este ato deve ser voluntário.

3 Depois que ele se esfregar no pano, passe-o pelo novo objeto. As pessoas não enxergam nem cheiram este sinal, mas agora o novo objeto parecerá familiar para o seu gato. Isso evita que ele o marque de outra maneira (arranhando, por exemplo)!

Parte da mobília
Para garantir que este odor confortável e familiar o rodeie constantemente, o gato provavelmente se esfrega nas coisas todos os dias. A maioria dos gatos tem um lugar favorito para fazer isso – na borda do sofá, por exemplo, ou no primeiro degrau da escada. Embora, às vezes, eles soltem alguns pêlos, este tipo de marcação é inofensivo para nós e para nossos móveis!

Os gatos mais sensíveis ficam chateados quando chegam móveis ou coisas novas na casa. O motivo é que sua aparência e, mais importante, seu cheiro são desconhecidos. Eles podem tentar marcar o objeto de outras maneiras, por exemplo, arranhando ou jogando um spray de urina.

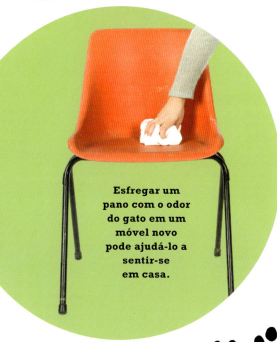

Esfregar um pano com o odor do gato em um móvel novo pode ajudá-lo a sentir-se em casa.

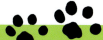

Aprendendo a Linguagem do Gato

Linguagem do gato: vocalização

Embora os gatos tenham sinais de comunicação mais limitados que os cachorros e as pessoas, eles usam vários sons para mostrar o que estão sentindo. Muitos gatos aprendem a variar o tom e a freqüência dos sons que emitem em resposta à atenção que recebem de nós. Alguns são tão bons nisso que parecem estar "falando"!

Ronronar

O som máximo da felicidade, paz e harmonia: ronronar é o som que os gatos fazem quando estão realmente felizes. Esse comportamento começa muito cedo: os gatinhos ronronam quando estão mamando, para mostrar à mãe que estão contentes.

O gato mantém a boca fechada enquanto ronrona, e pode ronronar sem parar enquanto respira! Acredita-se que esse som seja gerado por vibrações das cordas vocais – as dos gatos têm uma estrutura exclusiva!

Miar

Os gatos não se comunicam com palavras, mas podem treinar as pessoas a fazer o que eles querem. Através de certos sons, seu gato pode miar, trinar, gritar e até cantar! A maioria dos sons da "fala" são emitidos quando o gato abre a boca e depois fecha novamente quando termina. Se você escutar o gato e observar seu comportamento, começará a perceber que certos sons podem ser associados a determinadas ações. Alguns donos já conseguiram distinguir até 16 sons diferentes. Cada som pode ter um significado, como "Quero entrar", "Quero sair", "Quero comida", "Quero carinho" e "Onde você esteve?".

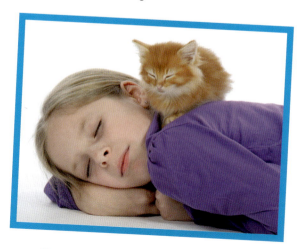

Satisfação completa; quase é possível ouvir este gatinho ronronando!

FATO SOBRE OS GATOS

Os leões ronronam às vezes, mas não como parte de sua vida social, ao contrário dos gatos domésticos. Em vez de ronronar continuamente (como nossos gatos), os leões o fazem apenas quando expiram. Os felinos maiores se dividem em dois grupos: os que rugem, como os tigres e leões africanos, e os que ronronam. Os pumas ronronam, sibilam, gritam e rosnam, mas não conseguem rugir!

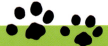

Aprendendo a Linguagem do Gato — 35

> **TENTE ISTO EM CASA**
> Por que você não tenta gravar os sons do seu gato? Depois, escute e analise o que eles podem significar, para se tornar realmente fluente na linguagem dos gatos!

Uivar

Alguns gatos também uivam. Este é o som longo que o gato faz ao abrir a boca, e depois fechá-la ligeiramente para alterar o tom da voz. O uivo geralmente tem como objetivo chamar atenção. Se o dono não tomar cuidado, pode se tornar um hábito! Pode ser agradável ouvir essa "cantoria" durante o dia, mas no meio da noite, quando você está tentando dormir, não é nada bom.

Algumas raças, como os Siameses, são mais vocais que outras. Eles tendem a "conversar" com o dono o tempo todo e podem miar bem alto e se tornar exigentes quando são ignorados!

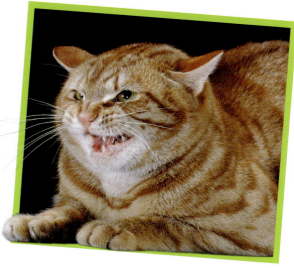

Cuidado! Este gato está dizendo claramente "Vá embora", por meio de sinais visuais e sonoros!

Sibilar e rugir

Os gatos sibilam quando estão tentando se defender. Ele abre a boca até a metade, encolhe o lábio superior e enruga a face. Quando faz isso, ele expele ar. Às vezes, a umidade que ele solta com o ar sai como um jato. Isto é denominado cuspir e pode ser eficaz para afastar animais maiores. O som é parecido com o de uma cobra atacando!

Os gatos também podem rugir. O rugido vem do fundo da garganta e é um alerta claro para manter a distância.

Muitos gatos tendem a fazer sons que seus donos conseguem traduzir. Este gato pode estar dizendo "Quero comer".

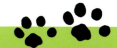

Aprendendo a Linguagem do Gato

Como interpretar as emoções do seu gato

Assim como nós, os gatos podem ficar felizes, tristes, nervosos e contentes. Eles sentem vontade de brincar ou de dormir e, em certos momentos, estão mais independentes ou carentes. Para ter a melhor relação com o seu gato, é importante aprender a reconhecer suas emoções e responder da maneira certa.

Imagine que o seu melhor amigo da escola está triste e você sabe disso sem que ele diga nada. O rosto e a linguagem corporal fornecem dicas.

Charme silencioso
É preciso de um pouco de tempo e paciência para entender como seu gato está se sentindo.

Os gatos não falam, portanto não podem nos informar o que estão sentindo. Eles também são muito diferentes dos cachorros. Não são uma espécie tão social quanto os cachorros, o que significa que eles usam sinais menos óbvios para se expressar.

Quando um cachorro está feliz e animado, ele corre em sua direção, balançando a cauda e olhando para você com aqueles olhos brilhantes e uma expressão suave. Ele gane ou late de tanta exaltação e traz um brinquedo para brincar com você. Quando um gato está feliz e satisfeito por vê-lo, ele anda lentamente na sua direção, levanta a cauda e depois se esfrega em você!

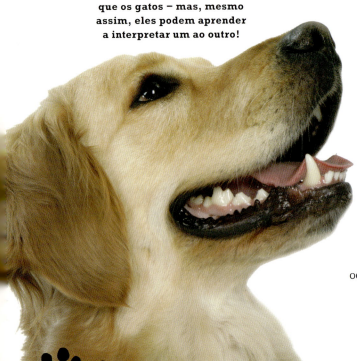

Os cachorros usam sinais de comunicação mais óbvios que os gatos – mas, mesmo assim, eles podem aprender a interpretar um ao outro!

Como os gatos são muito sutis em sua comunicação, muitas pessoas não têm paciência para aprender a entendê-los. Elas fazem um carinho – mas ignoram que as orelhas dele estão viradas para trás e os olhos arregalados – sinais de que o gato não está gostando nada daquilo.

Comunicação à longa distância
Entender que os gatos gostam de usar a comunicação à longa distância é o primeiro passo para interpretar suas emoções. Na natureza, os felinos usam o odor como se enviassem um e-mail de grupo –

Aprendendo a Linguagem do Gato

Alerta e inquisitivo, este gato aceitará bem uma aproximação.

brincar com ele. Se ele está satisfeito e com sono, você reconhece esse tipo de humor e aproveita.

Geralmente, as pessoas acham que os gatos são misteriosos e cheios de segredos. Aprendendo a reconhecer e a entender o seu gato, você se tornará parte de um grupo exclusivo que realmente pode "conversar com os gatos"!

Aprenda a linguagem dos gatos e descubra do que ele realmente gosta na vida.

para anunciar sua presença para outros felinos. Essa mensagem pode ser "lida" muito antes que um gato coloque os olhos no outro.

Os gatos vivem em um mundo de odores que as pessoas geralmente não entendem, porque o nosso olfato não é muito apurado. Sabemos como é ruim ser bombardeado com cores e ruídos muito altos. Para os gatos, ser bombardeado com muitos odores é algo semelhante. Imagine como deve ser para um gato ser levado ao veterinário. Os cheiros de outros animais, pessoas, produtos de limpeza e até mesmo perfumes fortes pode ser um exagero. Não é surpresa que raramente eles fiquem relaxados no consultório!

Chegando a um entendimento

Aprender a entender o que o seu gato está sentindo é um dos aspectos mais importantes da sua relação com ele. Se você sabe que ele está assustado, ansioso ou preocupado, pode tomar atitudes para que ele fique mais seguro e confortável. Se ele está com vontade de brincar e alegre, você saberá como

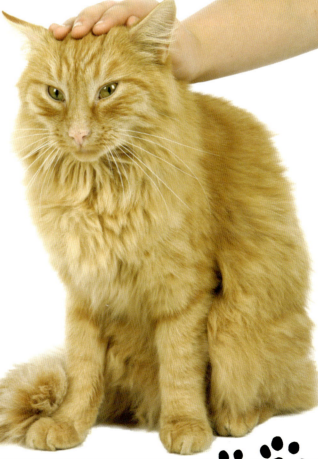

Aprendendo a Linguagem do Gato

Como o seu gato diz "Estou com medo!"

Os gatos gostam de ser sociáveis com as pessoas e outros animais que eles já conhecem, mas se assustam facilmente com visões, sons e cheiros desconhecidos. Essa é uma estratégia de sobrevivência inteligente, que os mantém afastados do perigo. Os gatos quase sempre preferem fugir ou se esconder se estiverem assustados, em vez de brigar. Muitos outros sinais da linguagem corporal mostram que eles estão se preparando para fugir, quando estão assustados.

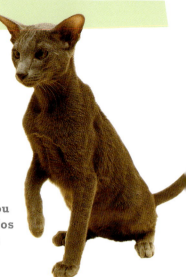

Os primeiros sinais

Freqüentemente os gatos ficam quietos quando estão ansiosos, e assim não parecem estar preocupados até o momento de fugir. Se você sabe interpretar os primeiros sinais de alerta de que o seu gato está ansioso, pode abrir espaço para ele e ajudá-lo a se sentir mais confiante. Você pode protegê-lo como se fosse um irmão ou irmã mais velho(a).

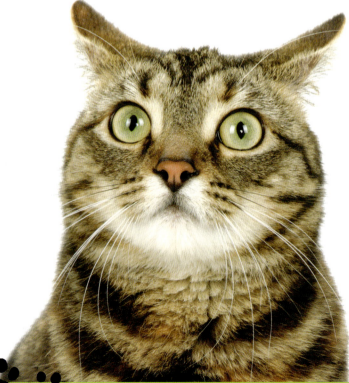

Orelhas viradas para trás, olhos arregalados e fixos, corpo tenso e rígido. Este gato está obviamente ansioso.

Aprendendo a Linguagem do Gato

Sentado e quieto

O primeiro sinal de que o seu gato está preocupado é: ele fica sentado imóvel ou, se está no colo, inclina-se na direção contrária a você. Ele encurva as costas na tentativa de parecer menor. As orelhas ficam achatadas contra a cabeça e os olhos tornam-se arregalados e parados. Os gatos muito preocupados também têm a pupila dilatada. Os bigodes também podem estar virados para trás e é possível que a cauda esteja abaixada, para evitar chamar a atenção.

A fuga

Assim que um gato assustado sente que o momento é seguro, ele tenta fugir. Ele sai furtivamente, com o corpo abaixado e as pernas flexionadas. Seus movimentos são lentos, às vezes uma pata de cada vez, para tentar fugir sem que ninguém perceba. Depois, ele procura um lugar para se esconder – pode ser embaixo da cama ou atrás de um prédio ou de um objeto grande. Os gatos podem ficar sentados imóveis, às vezes por muitas horas, até que achem seguro fugir.

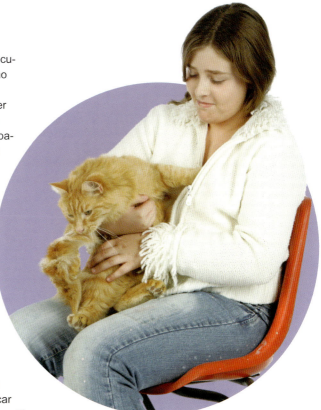

Embora possa ter gostado do contato no começo, este gato decidiu que chegou a hora de fugir.

Se um gato assustado não encontrar um lugar para se esconder, ele corre. Sua rota de fuga pode ser sair pela janela ou pela porta e subir em um lugar alto como uma árvore, um armário ou em cima da porta.

Como ajudar

Às vezes, é melhor tentar remover o que está causando medo no gato em vez de tentar acalmá-lo. Não insista em segurá-lo, prendê-lo ou pegá-lo no colo se ele parece estar com medo. Assim ele entrará em pânico e irá arranhá-lo para tentar fugir.

Bem encaixotado

Pode parecer estranho para nós, mas os gatos se sentem protegidos em espaços pequenos e fechados. Por esse motivo, ele se esconde no armário ou mesmo dentro de uma mala! Se você acha que seu gato está preocupado com alguma coisa, arrume um espaço para ele se esconder. As caminhas em formato de pirâmide são maravilhosas para isso, ou então use uma caixa de papelão coberta com um cobertor.

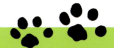

Aprendendo a Linguagem do Gato

Quais são os sinais de raiva?

A maior parte dos gatos prefere fugir a se tornar agressivo quando enfrenta uma ameaça, porém, ocasionalmente, eles ficam frustrados e com raiva. É importante aprender a linguagem corporal que indica a raiva. Assim você evita se machucar ou deixar o gato ainda mais irritado.

Confronto silencioso

Como em suas outras emoções, os gatos são muito sutis para mostrar que estão chateados. É preciso examinar com cuidado para entender o que estão dizendo. Dois gatos que se enfrentam podem nunca ter um contato físico. Simplesmente, eles fazem uma disputa de olhar fixo até que um deles ganhe!

Os sinais da cauda

Uma das maneiras de saber se um gato está levemente chateado ou frustrado é observar sua cauda. Se a ponta estiver se contorcendo, é provável que ele esteja um pouco frustrado. Se toda a cauda balança e as orelhas se mexem, é sinal de que a irritação está aumentando. Se ele balançar a cauda de um lado para o outro, cuidado – ele está bravo mesmo!

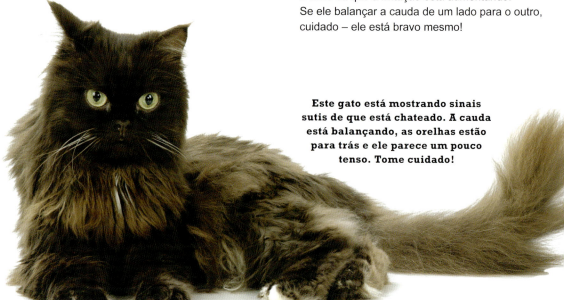

Este gato está mostrando sinais sutis de que está chateado. A cauda está balançando, as orelhas estão para trás e ele parece um pouco tenso. Tome cuidado!

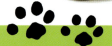

Aprendendo a Linguagem do Gato 41

Cuidado!

Um gato nervoso e confiante freqüentemente tem as pupilas estreitas. Os bigodes ficam virados para a frente e as orelhas, giradas para trás. Ele também eriça todos os pêlos do corpo para parecer maior do que é, e a cauda fica tão fofa que é descrita como uma "escova de mamadeira". Ele também pode ficar virado de lado para enfatizar seu tamanho e tentar assustar o que o ameaça.

Os gatos também arqueiam as costas para parecerem maiores. Este é um movimento realmente impressionante. Eles conseguem se alongar assim porque a coluna possui quase 60 vértebras, que se encaixam de uma maneira livre e fornecem uma flexibilidade incrível. Para comparar, as pessoas têm apenas 34 vértebras.

Os gatos que mostram esse tipo de postura claramente não desejam ceder em nada. Eles apontam as garras se a ameaça se aproximar!

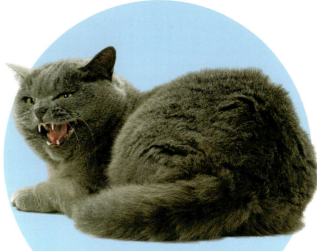

Os gatos sempre preferem correr a brigar, mas se defendem quando se sentem acuados.

Sem dar moleza

Um gato com raiva ou defensivo às vezes rola e deita-se de costas. Parece que ele está fazendo gracinha ou tentando agradar (indicando que não oferece ameaça), mas, na verdade, é o contrário. Um gato deitado de costas está se preparando para usar as garras e dentes para se defender, se necessário. Eles também rolam para brincar ou chamar a atenção, mas a linguagem corporal é muito diferente nessas circunstâncias.

FATO SOBRE OS GATOS

Os gatos têm dentes longos na frente, que são chamados de "caninos". Eles usam para pegar e matar a presa – é por isso que são afiados e fortes. Quando um gato morde, ele transfere muitos germes e bactérias para o ferimento. Isso pode causar infecções graves. Assim, se um gato mordê-lo, você precisa ir ao médico.

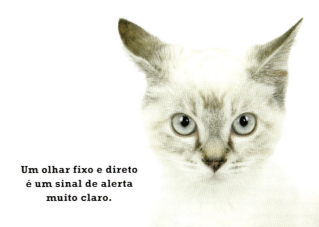

Um olhar fixo e direto é um sinal de alerta muito claro.

Aprendendo a Linguagem do Gato

Como saber se o seu gato está feliz

Quase conseguimos ver um sorriso na face de um gato realmente contente! Enrolado no seu colo ou tirando uma soneca no seu lugar favorito ao sol, um gato contente às vezes vira os cantos da boca para cima, em um sorriso discreto!

Cumprimente-me

Um gato feliz e confiante anda em sua direção com a cauda levantada. Muitas vezes, ele quer se esfregar em você e estende a face na sua direção, tentando esfregar a cabeça se conseguir alcançar. Esse é um claro cumprimento de amizade!

FATO SOBRE OS GATOS

Todos sabemos que o ronronar indica que o gato está feliz, não é? Bem, sim e não. Os gatos ronronam – às vezes muito alto – quando estão contentes. No entanto, sabe-se que também ronronam quando estão extremamente assustados ou sentindo dor, portanto, acredita-se que o ronronar seja uma expressão de emoções intensas.

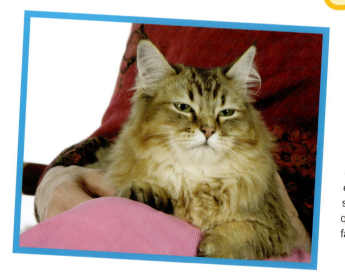

Feliz e relaxado, com os olhos um pouco fechados, este gato está claramente muito confortável.

Um gato que esteja tentando chamar sua atenção e mostrar-se amigável às vezes pula em uma superfície alta, como um sofá ou uma parede, e desfila para trás e para a frente, esfregando-se nas coisas e ronronando alto. Isto é um convite para a abordagem e, assim que você o fizer, ele esfrega loucamente a cabeça e a bochecha em você. Esse gato confiante também pode se posicionar embaixo da sua mão, de forma que você se sinta efetivamente forçado a fazer carinho nas costas e na cauda dele.

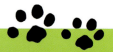

Aprendendo a Linguagem do Gato

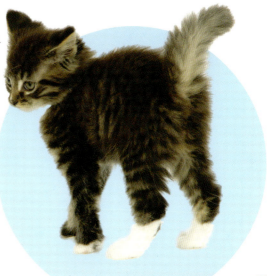

Gatinhos são muito engraçados, e sua linguagem corporal demonstra isso!

Aproximação

Os gatos adoram se aproximar das pessoas que conhecem. Eles se sentem seguros perto de você e dobram as patas embaixo do corpo, ronronando alto. Os gatos se dividem em dois grupos, no que se refere ao contato físico com as pessoas: os que gostam de ficar no colo e os que não gostam! Alguns gatos "de colo" ficam tão à vontade nos seus joelhos que você mal se senta e eles pulam sobre você e se ajeitam. Outros gatos mais reservados até gostam do contato, mas com uma ligeira distância. Geralmente, eles gostam de se sentar perto de você no sofá e, muitas vezes, estendem uma pata e a colocam no seu joelho ou na sua mão, para sentir sua proximidade. Esses dois tipos de gatos estão mostrando afeição e contentamento à sua maneira, e portanto é melhor aceitá-los como são em vez de tentar modificá-los.

FATO SOBRE OS GATOS

Os gatinhos felizes têm uma maneira muito específica e incomum de liberar a tensão. Eles arqueiam as costas, correm dando passos laterais meio desajeitados e parecem estar dançando! Eles também mantêm a cauda em uma curva característica, parecida com um U invertido.

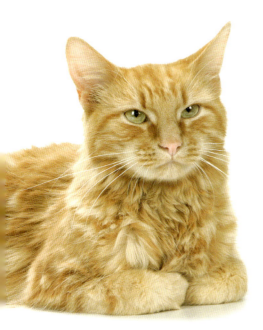

Gato selvagem *versus* gatinho manso

Quando seu gato está lá fora, ou brincando dentro de casa, ele é um caçador corajoso, selvagem e livre. No entanto, quando está no colo, ele mostra seu lado doméstico – como se fosse o gatinho mais dócil! Quando se sente feliz e seguro dentro de casa, o gato gosta de agir como um filhote e nos tratar como sua mãe. Se o seu gato gosta de subir em você, depois começa a tocá-lo com as patas e baba como um bebê, isso significa que ele está extremamente feliz. Esse comportamento é uma cópia do que ele fazia quando filhote, para estimular a mãe a lhe dar leite – e está fazendo a mesma coisa conosco!

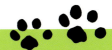

Como "conversar" com o seu gato

A melhor maneira de convidar o seu gato para uma conversa é sentar-se sem fazer nada! A maior parte dos gatos não resiste à tentação de se aproximar de pessoas que estão quietas e não tentam se aproximar deles.

Conversa entre amigos
É assim que você envia um convite para um "bate-papo":

1 Sente-se quieto no sofá ou no chão. A área deve estar calma e silenciosa.

2 Quando o gato se aproximar, vire o rosto para o lado.

3 Desvie os olhos para não olhar diretamente para ele.

4 Abaixe sua mão. Quando o gato fizer o contato, tocando ou esfregando-se na sua mão, faça carinho ao redor da cabeça e das orelhas.

5 Se ele gostar, você pode continuar descendo pelas costas até a cauda.

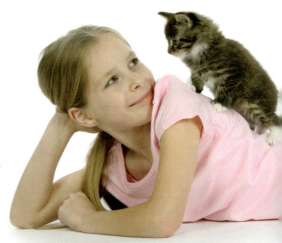

Tenha uma "conversa" com o seu gato para fortalecer sua relação com ele.

A timidez pode ajudar

Agora, você já sabe perceber quando seu gato está contente e relaxado e quando gosta de companhia e contato. Se ele está levemente nervoso ou não gosta de contato com as pessoas, não tente forçá-lo. Em vez disso, use o horário da refeição como uma maneira de se aproximar. Converse com ele suavemente enquanto prepara a comida e forneça o alimento em uma superfície alta, onde ele se sinta seguro. Muitos gatos gostam de receber carinho enquanto comem. Esta pode ser uma ótima maneira de fortalecer a amizade com o seu gato, sem provocar ansiedade. Forneça várias refeições pequenas, em vez de porções grandes, e menos numerosas, para ter mais oportunidades de fazer carinho nele.

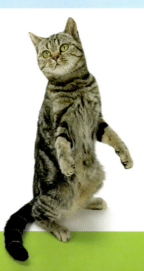

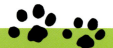

Aprendendo a Linguagem do Gato 45

Uma conversa profunda

Quando seu gato já está confiante, ele às vezes pula no sofá perto de você ou no seu colo, para ficar mais perto do seu rosto. Agora a conversa pode começar de verdade!

1 Quando o gato olhar para você, vire um pouco o rosto e feche os olhos até a metade.

2 Faça sons baixinhos de beijos enquanto faz carinho nele.

3 Observe o gato pelo canto do olho. Quando você perceber que ele desviou o olhar de você, pode olhar na direção dele novamente.

4 Veja se consegue ter uma conversa bidirecional através da expressão facial e do contato ocular – cada vez que o gato vira a face e fecha os olhos, imite-o.

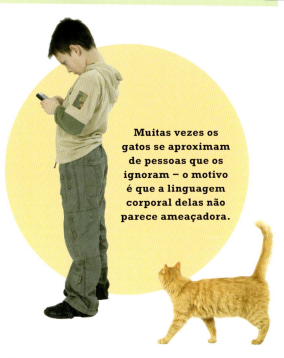

Muitas vezes os gatos se aproximam de pessoas que os ignoram – o motivo é que a linguagem corporal delas não parece ameaçadora.

DICAS IMPORTANTES

🐾 Dê atenção ao seu gato em sessões curtas, porém freqüentes. Isso significa que ele ficará esperando ansiosamente pela próxima.

🐾 Converse em voz baixa com o gato. Não grite nem faça sons altos, porque isso o assusta.

🐾 Fique quase imóvel quando interagir com o gato. Os movimentos repentinos são desagradáveis para ele.

🐾 Sempre deixe o gato se aproximar de você. Nunca o persiga ou o incomode para chamar a atenção dele.

Rolando

Às vezes os gatos rolam no chão para chamar a atenção. Esse comportamento é um tanto "canino", mas não se engane. Pode parecer que o gato o está convidando para fazer carinho na barriga, mas embora alguns gostem disso em pequenas doses, outros detestam e atacam a sua mão com as garras ou os dentes. Existem gatos que gostam e outros que não gostam de carinho na barriga. É melhor pedir a um adulto que ele tente antes de você!

Ele fica muito bonitinho deitado de costas, mas cuidado com as garras!

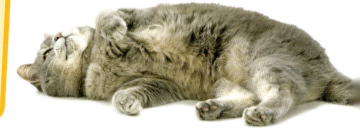

46 Aprendendo a Linguagem do Gato

Linguagem dos gatos: perguntas e respostas

Examine as imagens e veja se consegue saber o que cada gato está "dizendo". Escolha a opção a, b ou c em cada imagem e depois some seus pontos para descobrir se você entende a linguagem dos gatos!

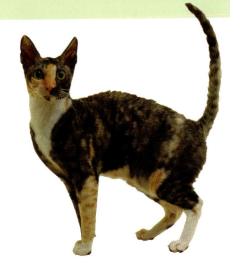

1

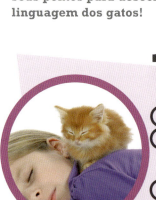

- a) Estou assustado.
- b) Estou extremamente contente em ficar com você.
- c) Quero brincar! Por favor, me faça carinho!

2

- a) Que tédio!
- b) Estou bravo, mante nha distância.
- c) Olá, que bom te ve

3

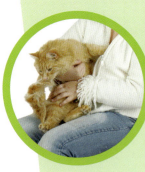

- a) Eu não estou gostando disto.
- b) Estou perfeitamente feliz.
- c) Estou gostando deste carinho.

4

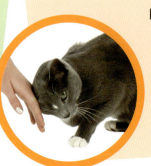

- a) Estou com coceira.
- b) Quero brincar!
- c) Eu gosto de você e quero transferir meu cheiro para a sua mão

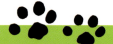

Aprendendo a Linguagem do Gato 47

5

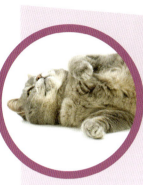

a) Fique longe, estou de mau humor.
b) Quero atenção!
c) Estou só fazendo exercício.

6

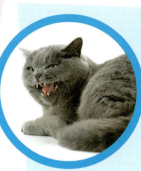

a) Venha me fazer carinho, por favor!
b) Eu me sinto ameaçado, vá embora!
c) Estou pensando no que terei no almoço.

7

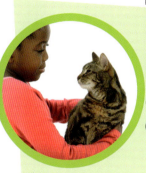

a) Adoro conversar com você.
b) Vou te morder!
c) Ainda não sei se gosto de você ou não.

8

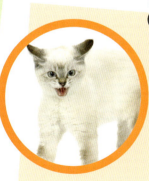

a) Olá, que bom te ver! Faz um carinho?
b) Estou ocupado, deixe-me em paz.
c) Estou assustado e quero fugir.

Respostas:
1. b, 2. c, 3. a, 4. c, 5. b, 6. b, 7. a, 8. c

Sua pontuação:
1-2 corretas: Precisa praticar mais. Tente novamente!
3-4 corretas: Bom, continue observando seu gato!
5-6 corretas: Muito bom, você fala a língua dos gatos muito bem.
7-8 de 8: Excelente! Você é um especialista na linguagem dos gatos!

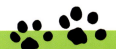

Converse com o seu Gato

Você sabia que o cérebro do gato é considerado relativamente grande? Acredita-se que ele seja (proporcionalmente) tão grande quanto o dos golfinhos. Não sabemos se isso significa que os gatos são mais inteligentes que outros animais de tamanho semelhante, porque é difícil definir a inteligência dos animais. Certamente, eles são capazes de aprender. Conseguem resolver enigmas e aprendem por associação a conseguir as coisas que querem na vida e evitar as que não querem.

Qualquer dono pode dizer que os gatos também têm uma ótima memória e se lembram das pessoas, eventos e associações por longos períodos. Basta você pegar o frasco do spray contra pulgas e o seu gato desaparece!

Aprender a aproveitar ao máximo a inteligência do seu gato, através do treinamento, exige que você entenda como ele aprende ou o que o deixa motivado. É quase impossível forçar um gato a fazer algo que ele não quer, principalmente na segunda vez; é por isso que certas tarefas (como dar um comprimido) podem ser tão difíceis. Reserve um tempo para tornar o treinamento divertido e chegar ao sucesso. O gato irá adorar você por isso!

Comece a treinar seu gatinho assim que possível – afinal, é muito mais fácil aprender um idioma estrangeiro aos 5 anos de idade do que aos 55!

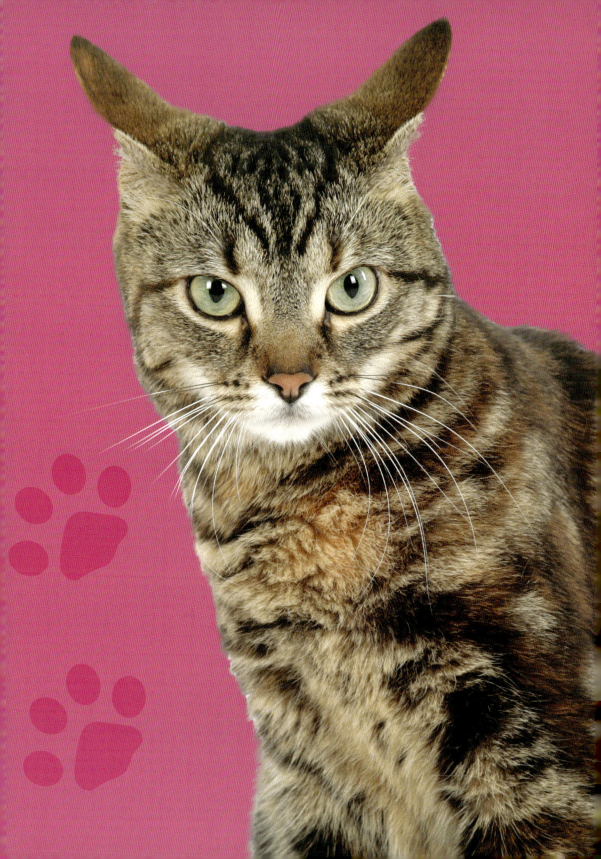

O que o gato pensa do treinamento

A arte de treinar o gato resume-se a incentivá-lo a realizar um certo comportamento porque ele quer, não porque você o forçou. O gato se esconde e pode até fugir se não gostar do treinamento. Portanto, é necessário sempre oferecer recompensas. Além disso, prepare-se para ser paciente até chegar ao resultado que deseja.

Potencial para ser um astro

Os gatos podem ser treinados para realizar quase todas as tarefas que sejam fisicamente capazes de fazer. Eles já foram treinados para atravessar túneis de brinquedo, abrir as portas do armário, deitar, engatinhar e até mesmo miar sob comando. Alguns gatos bem treinados tornam-se estrelas, aparecendo em comerciais, programas de TV ou filmes. Ensinar um gato a realizar truques simples é divertido e pode ajudar a desenvolver a confiança dele. Além disso, pode ser útil: imagine se ele ficasse sentado imóvel enquanto você tira uma foto dele!

Trabalhe os pontos fortes

Seja o que for que você espera ensinar seu gato a fazer, ele deve pensar que a idéia foi dele. Pense nos tipos de comportamentos naturais que ele já tem, e como você pode colocá-los em uso. Por exemplo, seu gato gosta de deitar-se de costas. Basta recompensar este comportamento cada vez que ele o fizer, com um alimento que ele goste ou uma brincadeira. Depois que ele começar a deitar-se de costas sempre, na esperança de ganhar um petisco ou recompensa, você pode incluir um comando como "role", e pedir que ele o faça quando você desejar, não apenas quando ele quiser.

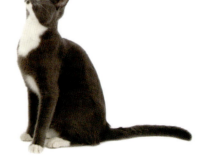

A maioria dos gatos se esforça para ganhar porções de comida, mas elas devem ser realmente saborosas.

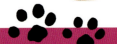

Converse com o seu Gato 51

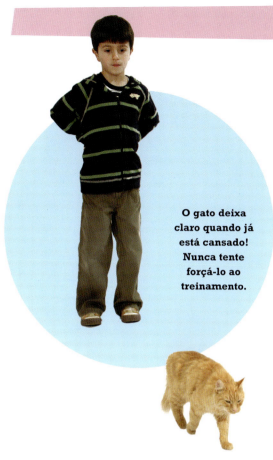

Quando você está convivendo com um gato há um tempo, torna-se óbvio que não é ele que está sendo treinado a maior parte do tempo!
Os gatos são mestres em nos treinar para fazermos exatamente o que eles querem.
Não é que eles estejam tentando nos dominar – simplesmente, são muito persistentes para conseguir o que querem.

O gato deixa claro quando já está cansado! Nunca tente forçá-lo ao treinamento.

FATO SOBRE OS GATOS
Alguns gatos aprendem a acordar o dono em um certo horário todas as manhãs (ou no meio da noite, se o dono não tiver tanta sorte). Outros treinam o dono a dar comida sempre que eles miam perto da geladeira! Este comportamento pode ser bonitinho no começo, mas depois de um tempo torna-se irritante; então, sempre é bom ficar atento aos hábitos que você costuma "recompensar".

Um treinamento valioso
Algumas pessoas podem achar estranho treinar um gato para ficar sentado ou vir quando é chamado, mas o treinamento pode melhorar a qualidade de vida dele, exercitando o cérebro e também o corpo, principalmente se ele vive dentro de casa. Você também aumentará a segurança dele, quando o chama para ele fugir de algum perigo ou descobrir onde ele está, por exemplo. Algumas pessoas pensam que os truques são fúteis; mas para o gato, esta é uma ótima maneira de passar um tempo agradável com o melhor amigo dele, e ainda ganhar alguns petiscos!

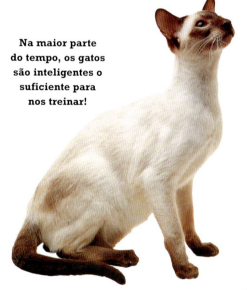

Na maior parte do tempo, os gatos são inteligentes o suficiente para nos treinar!

Recompensas, recompensas, recompensas!

Todos sabemos que a chance de ganhar uma recompensa nos faz trabalhar com mais dedicação. Pense no esforço que você faria se soubesse que iria ganhar uma bicicleta nova ou um mp3 player se conseguisse uma boa nota na escola, ou como você teria mais vontade de arrumar seu quarto se soubesse que receberia uma guloseima especial.

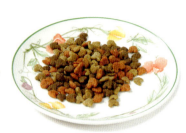

Precisa ser saboroso

Os gatos são iguais a nós, nesse sentido. Eles precisam saber que vale a pena trabalhar por algo, e essa recompensa deve ser uma coisa que eles mesmos escolheriam. Enquanto a maioria dos cachorros passa por dentro de aros para ganhar um biscoito, muitos gatos torcem o nariz, desprezando a idéia de ganhar como petisco um pedaço de ração, seco e sem graça. Uns tapinhas na cabeça são tão atraentes para o gato quanto uma tigela de repolho é para você! Eca!

Fazendo do jeito certo

Pedacinhos cozidos de frango ou de um peixe, como o atum, ou mesmo cubinhos de queijo, podem ser tentadores. Cuidado ao usar fígado cozido, no entanto, porque ele não é bom para a saúde se o gato comer demais. Para serem perfeitos, os petiscos que você usa devem estar em temperatura ambiente. Eles devem ser cortados em pedaços pequenos, do tamanho de ervilhas. Assim, você poderá usar vários deles sem lotar o estômago do gato.

Uma dieta equilibrada

Se você geralmente alimenta seu gato enchendo o prato dele quando está vazio, diminua um pouco a quantidade de alimentos que ele recebe diariamente. Assim, ele irá querer os petiscos oferecidos durante o treinamento. Como petiscos, sempre use comidas diferentes daquelas que o gato costuma comer durante as refeições.

Os petiscos do treinamento devem ser considerados especiais.

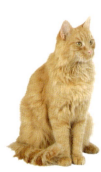

Que tédio! Saiba o que seu gato gosta e use esse conhecimento quando o recompensar.

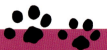

Converse com o seu Gato

Qual é o seu tipo?

Não há dúvidas de que certos gatos são mais fáceis de treinar do que outros. Com certeza será útil se seu gato gostar de várias comidas, porque pode ser difícil tentar incentivar um gato exigente com petiscos. A personalidade do gato também faz uma enorme diferença durante o treinamento. Alguns gatos são mais sociáveis, extrovertidos e confiantes. Eles sofrem menos distrações com o ambiente do que um gato que é mais inseguro. Características como essas são herdadas dos pais e não podem ser modificadas, então tente aceitar seu gato como ele é.

Comece desde cedo

Se você tem um filhote, comece o treinamento o quanto antes. Incentive-o a acompanhar sua mão, escondendo um petisco dentro dela, ou mande-o se sentar para ganhar uma recompensa, para iniciar sua "carreira" no treinamento e simplificar o processo de aprendizagem.

Carinho

Embora a maioria dos gatos goste de carinho, ele não acha nada educado quando você dá tapinhas suaves na cabeça dele. A maioria dos gatos detesta isso. Na verdade, isso não é surpresa se você pensar do ponto de vista dele. De repente, uma mão enorme chega de cima – isso parece ameaçador e assustador.

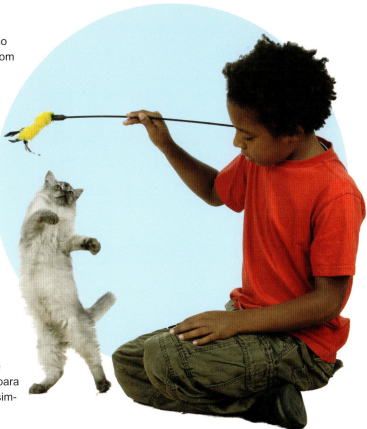

A maioria dos gatos adora brincar, portanto os jogos são excelentes recompensas!

DICA IMPORTANTE

O seu gato costuma fazer alguma coisa de que você não gosta, para chamar sua atenção? Ignore esse comportamento e logo ele desistirá. Olhe para ele, fale com ele ou toque nele, e o comportamento continuará sendo repetido.

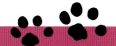

Converse com o seu Gato

Lições para toda a vida

Os gatos mudaram muito pouco se comparados a seus ancestrais, que viveram há muitos séculos. Acredita-se que eles não sejam geneticamente diferentes dos grandes felinos selvagens africanos – seus parentes mais antigos. Então, como este animal tão "selvagem" pode gostar de se acomodar no nosso colo e dormir na nossa cama?

Explorando

Todos os gatos gostam de praticar a convivência com as pessoas, desde muito pequenos. Eles devem aprender a lidar com as visões, sons e cheiros do mundo humano para que não desenvolvam o medo de pessoas, experiências ou locais novos. Quanto mais pessoas seu gato conhecer e com os quais conviver quando filhote, melhor; então, torne a vida social dele agitada! Veja algumas idéias na próxima página.

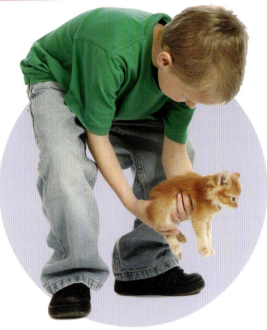

Seja cuidadoso comigo! Este pequeno gatinho está bem apoiado.

Pegue o seu gatinho com segurança

Seu gatinho deve se sentir seguro e protegido quando você ou outras pessoas o pegam. Coloque uma mão sob o peito dele e apóie o traseiro dele na outra mão. Depois, segure o gatinho perto do seu peito, para que ele se sinta estável. Se o gatinho se contorcer, é melhor pedir que um adulto o ajude a levantá-lo do chão, para que você faça carinho nele. Cuidado ao colocar o gatinho de volta no chão. Às vezes, ele tenta pular quando vê o chão. Você pode levar um arranhão se isso acontecer!

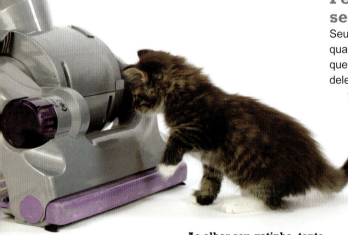

Ao olhar seu gatinho, tente ver o futuro. Não permita que ele faça hoje coisas que você não deseja que se repitam depois.

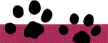

Converse com o seu Gato

O jeito certo de fazer carinho

Quando conhecem pessoas novas, os gatos quase sempre preferem tomar a iniciativa, em vez de serem abordados. Freqüentemente é melhor pedir ao seu amigo para sentar-se e fingir que está ignorando o gato, para começar. Logo ele chegará correndo para xeretar! Depois que ele se aproxima, o seu amigo pode fazer carinho ao redor das orelhas dele e ao longo das costas, na direção em que o pêlo cresce.

Você saberá dizer com facilidade se o gato está gostando. A maioria dos gatos ronrona como um motor se estiver gostando do carinho – mas simplesmente levanta a cauda e se afasta se não gostar.

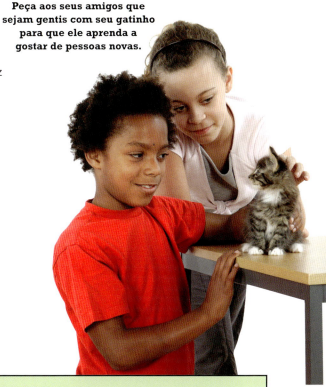

Peça aos seus amigos que sejam gentis com seu gatinho para que ele aprenda a gostar de pessoas novas.

A vida social do seu gato

Idade do gato	Obrigações sociais
2 a 7 semanas	Esta é a época mais crítica do desenvolvimento social de seu gatinho. Ele está aprendendo a ser um gato e descobrindo que as pessoas são simpáticas e agradáveis de se conviver. Enquanto ele ainda está no criador, é essencial que ele seja tratado regularmente no mínimo por quatro pessoas e apresentado ao ambiente doméstico.
7 a 12 semanas	Quando o seu gatinho chega em casa, ele precisa conhecer pessoas das mais diferentes idades, tamanhos e formatos! Convide seus amigos e passe com eles momentos agradáveis fazendo carinho e brincando com o gatinho todos os dias. Se o seu gato for confiante e extrovertido, por que não fazer uma festa para ele, para que todos o conheçam? Além disso, ele deve ver e ouvir várias ocorrências do cotidiano, como a máquina de lavar no ciclo de centrifugação e alguém passando aspirador de pó.
12 semanas a 6 meses	É importante que o gato continue nesse envolvimento social, conhecendo muitas pessoas que o seguram, fazem carinho e conversam com ele. Assim ele será simpático com pessoas novas, e não assustado ou agressivo.

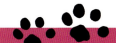

Fazendo amizade em casa

Você não gostaria de nunca brigar com a sua família? Os gatos também preferem viver em uma casa pacífica! Desde que seus animais de estimação sejam apresentados da maneira correta, tenham espaço e comida suficiente, não há motivos para não serem bons amigos!

Reconciliação entre cachorros e gatos

Não é verdade que os gatos e os cachorros não se dão bem. Com bastante treinamento e muitas oportunidades de se acostumarem um ao outro, eles não terão problemas em se tornarem amigos. No entanto, a primeira impressão é a que fica – é importante planejar como o gatinho irá conhecer seu cachorro.

Para apresentar o gatinho ao cachorro, ele deve se sentir seguro, ficando sentado em um lugar alto ou dentro de uma cesta, no começo, para que eles se cheirem.

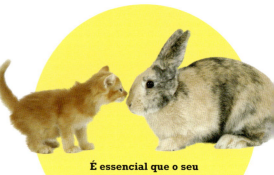

É essencial que o seu gatinho se acostume a todos os outros animais com que irá conviver.

Cachorros com excesso de entusiasmo

É importante que você seja realista e pense se o seu cachorro é geralmente receptivo com outros animais e se está bem treinado. Se você está preocupado, porque acha que ele pode perseguir e ferir seu novo gatinho, mantenha-o na coleira no começo. Se ele parecer obcecado com o gatinho ou ficar muito agitado, é melhor pedir a ajuda de um treinador de cachorros.

De gato para gato

Embora certos gatos gostem da companhia de outros gatos na mesma casa, eles não são uma espécie muito social. Se você tiver mais de um gato em casa, deve haver muitos locais aconchegantes e confortáveis para eles, vários pratos de comida e caixas de areia, para que cada gato sinta que tem uma porção justa da casa!

Outros animais

Se o seu gatinho for conviver com outros animais, como coelhos, é importante que eles aprendam a ser amigos desde o começo. Se você não sabe como os animais irão reagir, use gaiolas ou cercados no início.

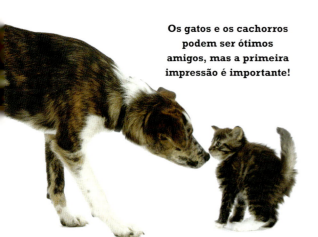

Os gatos e os cachorros podem ser ótimos amigos, mas a primeira impressão é importante!

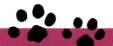

Converse com o seu Gato 57

Uma apresentação educada

Na natureza, um gato se apresenta ao outro deixando mensagens de odor muito antes que eles se encontrem face a face. Você pode recriar esse sistema, garantindo que o gato adulto se acostume ao cheiro do novo filhote antes que eles se conheçam.

1 Quando trouxer seu gatinho para casa, coloque-o em um quarto diferente daquele em que o gato adulto está. Fique com ele fazendo carinho e deixe-o acostumar-se à casa. Em seguida, vá fazer carinho no gato adulto. Passe as mãos nos móveis da casa. Isso irá acostumar o gato adulto ao cheiro do filhote.

2 Depois de um ou dois dias, quando o gatinho já está bem acomodado, você pode levá-lo para o outro quarto e então colocar o gato adulto no quarto em que o filhote estava. Permita a eles um tempo suficiente para explorarem e se sentirem à vontade sozinhos.

3 No primeiro encontro face a face, é melhor manter o gatinho dentro de uma gaiola ou cercado. Assim eles podem se ver e se cheirar sem que fiquem assustados. É muito importante que você não deixe o gatinho fugir, pois isso incentiva o gato adulto a persegui-lo, o que não é um bom começo para uma amizade!

4 Alimente o filhote dentro do cercado ou da gaiola e dê ao gato adulto algum alimento muito saboroso ao mesmo tempo, a uma certa distância. Repita várias vezes, porque ajuda os dois gatos a pensarem coisas boas um do outro.

5 Por fim, alimente os gatos a uma certa distância, sem as barras protetoras da gaiola. Faça carinho nos dois. Isso cria um bom "cheiro do clã" e eles se consideram como sendo da mesma família.

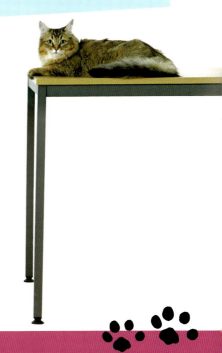

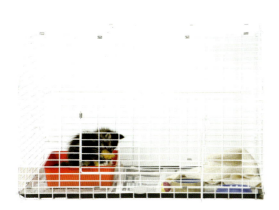

Se o seu gatinho ficar em uma gaiola no começo, os dois gatos ficarão mais tranqüilos.

Converse com o seu Gato

Aprendizagem precoce: boa educação e segurança ao brincar

A boa educação é essencial para toda a família, e o gato não é exceção. Muitos problemas de comportamento podem ser evitados se você ensiná-lo a ser educado e brincar da maneira certa, sem usar os dentes e as garras.

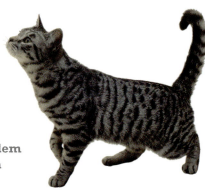

Brincar com segurança

Infelizmente, muitas pessoas olham um gatinho fofo e bonitinho e não resistem a brincar com ele, deixando-o perseguir sua mão ou pé e usando as mãos para "brincar de brigar" com ele. Esses tipos de jogos ensinam ao gatinho que não há problemas em usar os dentes e as garras ao brincar, o que pode ser inofensivo quando ele é pequeno, mas machuca quando ele cresce! Evite brincadeiras desse tipo com gatos filhotes ou adultos. No começo isso é divertido, mas o gato pode se assustar de repente e machucar de verdade.

Nunca deixe o gatinho morder ou pendurar-se nos seus cabelos ou roupas. Brinque de jogar coisas para ele ir buscar ou use brinquedos longos, que mantenham suas mãos fora do alcance – bastões e varinhas de pescar de brinquedo são perfeitos para isso.

O mestre e o escravo

Muitos gatos aprendem rapidamente que podem nos tratar como escravos! Se eles querem comida, miam e correm até o armário. Se não gostam do que recebem, viram o rosto e nós corremos até o supermercado para comprar algo diferente! Se você não quer que o seu gato mande em você para sempre, não se comporte como escravo dele agora!

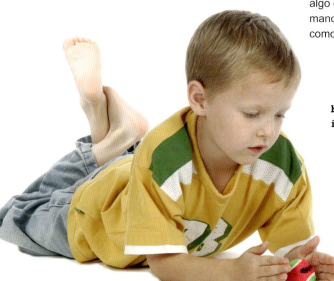

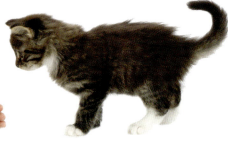

As brincadeiras com bolas são divertidas e não incentivam maus hábitos.

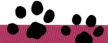

Converse com o seu Gato 59

LISTA DE BOAS MANEIRAS DOS GATOS:

O que não pode:
🐾 Brincar com o gatinho provocando-o ou "lutando" com ele.
🐾 Deixar que o gatinho o persiga ou morda seus pés ou mãos.
🐾 Incentivá-lo a fazer coisas que causarão problemas mais tarde.

O que pode:
🐾 Brincar com o gatinho com freqüência, usando brinquedos que mantenham suas mãos afastadas dele.
🐾 Passar um tempo silencioso com o gatinho, quando você simplesmente fica sentado com ele lendo um livro.
🐾 Tocar muito o gatinho, usando movimentos lentos e suaves para que ele se sinta à vontade com você.

Como ignorar o seu gatinho

Os filhotes são tão fofos que a maioria das pessoas (principalmente os adultos!) precisa aprender a ignorá-los quando eles estão querendo chamar a atenção. Ao ignorar o gato, você manda uma mensagem de que ele não conseguirá atenção se for insistente. Basta ignorá-lo por um ou dois minutos, mas você deve ser firme.

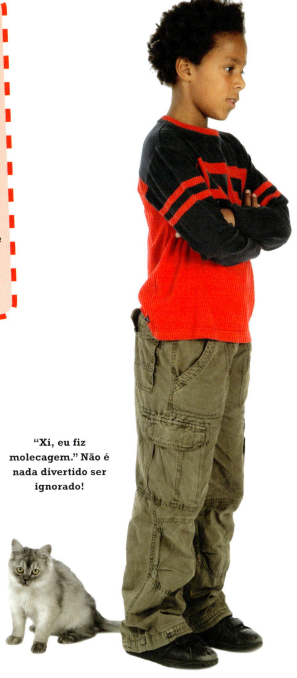

"Xi, eu fiz molecagem." Não é nada divertido ser ignorado!

1 Cruze os braços e fique de costas para o gato.

2 Não o olhe nos olhos nem fale ou toque nele.

3 Levante-se e saia do quarto, como se estivesse com nojo do comportamento dele!

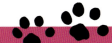

Não faça isso!

O segredo para garantir o bom comportamento do seu gato é tentar pensar como ele. Se você conseguir enxergar o mundo do ponto de vista dele, logo perceberá que o que parece mal-educado para nós pode ser divertido para eles!

Morder

Quando o gato morde, isso é um problema para ele e para você. Embora alguns gatos comecem a morder devagar para brincar, isto logo se torna mais perigoso se ele morder com força e furar sua pele. Mesmo que o gato esteja mordendo "de leve", siga as orientações abaixo.

1 Imediatamente, diga "não" para o gato e pare de brincar.

2 Saia do quarto como se estivesse com nojo dele.

Morder e arranhar são atitudes que devem ser interrompidas imediatamente, sem exceção.

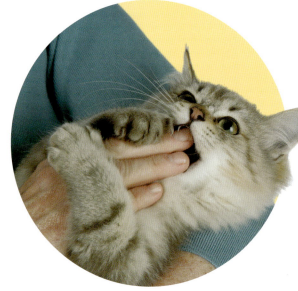

É muito importante que o seu gato entenda que morder significa o fim da brincadeira, e que isso não será tolerado.

Atacar com um pulo

Alguns gatinhos atacam o dono durante a "meia hora da loucura" no final da tarde. Essa correria parece ser um escape de energia, mas a ação de atacar com um pulo pode se tornar um hábito se o gato aprender a gostar disso.

Se você conseguir prever que ele vai pular em você, tente impedi-lo fazendo alguma brincadeira com ele ou usando um bastão ou vara de pescar de brinquedo, para que ele possa usar a energia com segurança! Se o gato pular em você repentinamente, tente não dar atenção. Siga as mesmas regras usadas para reagir às mordidas.

Arranhar móveis

Os gatos precisam arranhar! Normalmente, eles fazem isso em uma árvore ou poste na rua – ou dentro de casa, se houver. Às vezes, porém, os gatos adoram arranhar um móvel específico.

Para resolver esse problema, veja o que ele está arranhando. O móvel está alinhado a uma porta ou janela? Quase sempre, ele arranha para mandar uma mensagem de que está um pouco inseguro.

Converse com o seu Gato 61

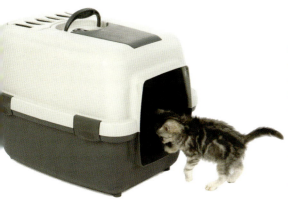

Se o gatinho puder explorar sozinho, é menos provável que ele desenvolva comportamentos agressivos.

O motivo mais comum é que ele fica ansioso porque acha que a casa será invadida por outro gato ou por um cachorro que mora na casa ou em algum vizinho. A mensagem de arranhar diz: "Eu moro aqui e essas coisas são minhas".

Reduza a ansiedade felina

Tente fazer com que o seu gato se sinta mais seguro. Se você acha que ele está preocupado com alguma coisa lá de fora, mantenha as cortinas ou persianas fechadas e tire os sapatos para entrar em casa, porque às vezes trazemos o cheiro de outros gatos para dentro. Mude de lugar o móvel que está sendo arranhado e incentive seu gato a esfregar a face no móvel em vez de arranhá-lo. Essa é uma maneira muito melhor de deixar a marca dele.

Pular em pias e mesas

Do ponto de vista felino, a pia é um lugar excelente para encontrar comida e coisas ótimas para brincar, além de permitir que eles olhem pela janela! De lá de cima, eles podem olhar para outros gatos e cachorros e provocá-los com segurança!

Para a maioria dos gatos, é divertido e recompensador pular e subir nos balcões da cozinha e na mesa – até serem flagrados. Nesse momento, eles se assustam com a nossa reação, mas isso não impede que repitam o comportamento. Eles só começam a tomar mais cuidado, e é mais provável que o façam quando não estamos presentes!

Se o gatinho pula na pia ou em uma mesa e encontra restos de comida que você deixou lá, é o equivalente a ganhar na loteria felina! Basta uma boa descoberta como essa e ele aprende que vale a pena visitar o local todos os dias. A solução é sempre deixar tudo arrumado depois de preparar a comida. Sempre esconda os itens mais saborosos no armário e os deixe fora de alcance quando você não está no local para supervisionar.

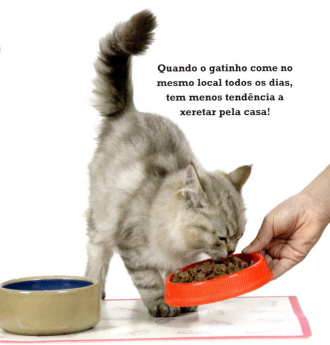

Quando o gatinho come no mesmo local todos os dias, tem menos tendência a xeretar pela casa!

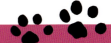

Ensinando a técnica para usar a portinha

Se você decidiu permitir o livre acesso do gato à rua, uma portinha pode ser muito útil. Ela será a porta exclusiva do gato, por onde ele entra e sai sempre que quiser.

De fora para dentro, de dentro para fora!

Todos os gatos precisam aprender a usar a portinha. Seguindo estas instruções, você o ajuda a aprender com rapidez e facilidade.

1 Para facilitar o aprendizado do gato filhote ou adulto, deixe a portinha aberta usando um pouco de massinha ou um pedaço de fita adesiva enrolada na dobradiça. Assim, o gatinho pode olhar pela portinha para o outro lado e não ficará assustado com ela.

2 Você precisará de um amigo ou de um adulto para ajudá-lo no treinamento. Peça a alguém para segurar o gatinho lá fora, na frente da portinha aberta, enquanto você o incentiva a passar pelo buraco, atraindo-o com um petisco e chamando o nome dele. É melhor começar chamando o gato para vir de fora para dentro, porque assim ele se sente mais seguro. Dê o petisco no momento em que ele passar pelo buraco. Repita várias vezes.

3 Assim que o gato estiver confiante para entrar, você pode colocá-lo dentro de casa, sair e então recompensá-lo quando ele passar pela porta para o lado de fora.

4 Quando o gatinho está completamente confiante para entrar e sair pelo buraco com a portinha aberta, chegou o momento de abaixá-la gradualmente. Comece deixando a porta aberta pela metade. Incentive o gato a empurrar a portinha para chegar até você. Dê muitos petiscos quando ele chegar ao outro lado. Depois, abaixe a portinha um pouco mais e pratique novamente.

5 Finalmente, o gato está pronto para abrir a portinha fechada. Dê muito incentivo e elogios por ele ter sido tão corajoso!

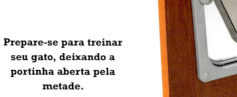

Prepare-se para treinar seu gato, deixando a portinha aberta pela metade.

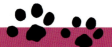

Converse com o seu Gato 63

Passagem proibida

Algumas pessoas gostam de manter o gato dentro de casa durante a noite, para mantê-lo protegido do trânsito e de outros perigos. O seu gato precisa entender que ele não pode passar pela portinha quando ela estiver trancada. Embora você saiba que a porta está trancada, o gato não entende por que agora não consegue empurrá-la, quando alguns minutos atrás ele fez isso!

Coloque um "sinal" perto da portinha, para ensinar o gato a associar esse sinal com o fato de a porta estar trancada e entender que não adianta tentar abri-la! Você pode usar um objeto conveniente, como um pedaço de pano pendurado ao lado da portinha, ou um pedaço de madeira atravessado na saída. Logo o seu gato aprenderá que isso significa que "é proibido sair" e nem tentará mais. No entanto, você deve ser absolutamente firme para colocar o sinal sempre que a portinha estiver trancada e sempre lembrar de removê-lo quando ela estiver destravada.

> **DICA IMPORTANTE**
> É importante que o gato aprenda a operar a portinha no ritmo dele, portanto, nunca o empurre através do buraco ou coloque as patas ou a cabeça dele contra a portinha, para tentar mostrar o que fazer. Ele ficará simplesmente apavorado e nunca mais chegará perto da portinha.

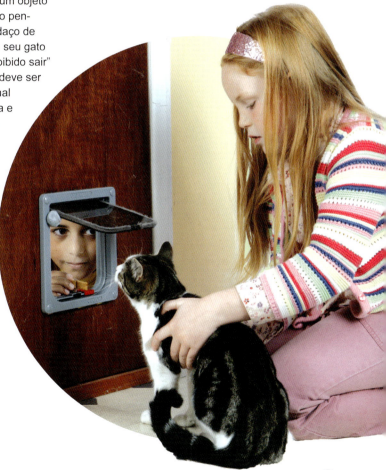

Seu gato precisa de motivação: muito incentivo e alguns petiscos saborosos o ajudam a entender a idéia.

Ensinando o seu gato a usar o poste de arranhar

Arranhar é um comportamento felino normal e natural. Não serve para afiar as garras, como certas pessoas acreditam, mas ajuda a mantê-las em boas condições: a camada externa envelhece e precisa ser trocada para expor a nova superfície da garra que se encontra embaixo.

Arranhando uma mensagem

Arranhar também é uma parte importante da comunicação do gato. Os gatos possuem glândulas no meio das patas, que soltam odor para a superfície arranhada – mensagens que podem ser compreendidas por outros gatos presentes na casa, no jardim ou na região. Obviamente, uma marca visível também é deixada. E isso enfatiza a mensagem do gato, como sublinhar uma palavra importante de uma frase.

Em um ambiente natural, os gatos gostam de arranhar troncos de árvore e outros objetos na vertical, pois suas mensagens podem ser vistas facilmente e cheiradas por outros gatos que passem por ali. Alguns gatos gostam de deixar marcas também no sentido horizontal, portanto, se seu gato vive dentro de casa, você deve fornecer tanto superfícies verticais como horizontais para ele arranhar.

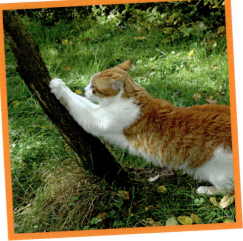

Os gatos arranham as superfícies para deixar mensagens de odor para outros

Oportunidade para comprar

Os postes de arranhar são vendidos em diferentes tamanhos, alturas e cores. Eles costumam ser revestidos com corda sisal ou carpete. O aspecto mais importante para o seu gato é a altura. Na natureza, ele geralmente arranha sentado nas patas de trás e se estende o máximo possível com as patas da frente, para arranhar. Com isso, podemos imaginar que o poste precisa ter a altura de um gato adulto apoiado apenas nas patas traseiras.

Um mega-alongamento! Estas incríveis garras precisam ser mantidas em boas condições.

Converse com o seu Gato

De um ponto de vista humano, cobrir o poste de arranhar com um tapete estiloso que combine com o restante da mobília parece a melhor coisa a fazer. No entanto, é importante que o gato saiba a diferença entre o poste de arranhar e o tapete, portanto, em geral o melhor é escolher uma cobertura diferente para o poste.

Arranhar e cheirar

Para encorajar o gatinho (ou um gato mais adulto novo na casa) a usar o poste de arranhar, o objeto deve ter um cheiro familiar. Coloque o poste bem no meio da casa e depois transfira o odor do seu gato para ele, fazendo carinho ao longo da cabeça e das costas do gatinho e depois esfregando imediatamente as mãos no poste.

Se o seu gato não der a mínima para o poste e preferir arranhar uma superfície diferente, atraia-o pendurando pedaços de corda ou um brinquedo em cima do poste. Isso o deixa tentado a subir na barra para alcançar o brinquedo e, assim, colocar as patas no poste. Quando isso acontecer, você pode elogiá-lo e brincar com ele para recompensar esse comportamento.

> **FATO SOBRE OS GATOS**
> As patas dos gatos são uma obra magnífica da engenharia felina! Suas garras são retráteis, o que significa que eles podem recolhê-las para dentro do pé quando não são necessárias, desaparecendo totalmente da visão e do toque. Depois, os gatos podem flexionar e estender as garras novamente quando precisam usá-las para caçar ou subir em algum lugar. Todos os felinos, exceto o xiita, possuem essa impressionante capacidade.

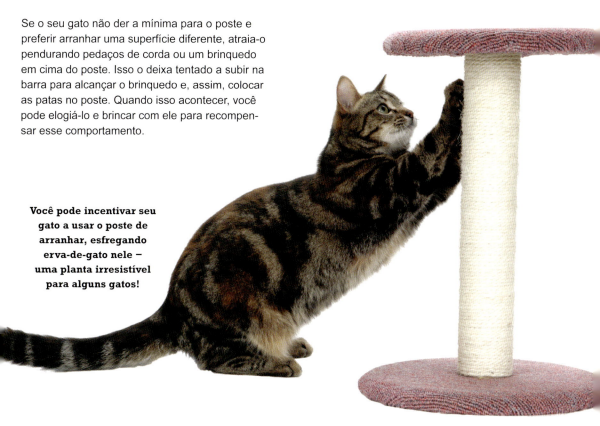

Você pode incentivar seu gato a usar o poste de arranhar, esfregando erva-de-gato nele — uma planta irresistível para alguns gatos!

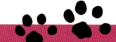

Vir quando é chamado

Você sabia que é possível treinar seu gato? É preciso um pouco mais de paciência do que para treinar um cachorro, mas é muito divertido e o gato também irá gostar.

Treinamento essencial

Treinar seu gato para vir quando é chamado é vital para a segurança dele. É essencial que ele venha correndo quando você chama, para que você sempre o encontre dentro ou fora de casa! A maioria dos gatos aparece quando escuta a comida sendo preparada ou quando alguém abre a porta da geladeira. Se uma geladeira pode treinar seu gato para vir quando é chamado, você também pode!

FATO SOBRE OS GATOS

Mesmo que o seu gato não saia de casa, é uma boa idéia ensiná-lo a vir quando é chamado. Os gatos adoram se esconder. Você pode não encontrá-lo se ele estiver preso embaixo de um cobertor, dentro do armário ou em cima da porta!

Começando

Sempre que você for preparar a comida do gato, chame-o. Faça isso mesmo que ele esteja parado bem ali na sua frente. Diga o nome dele e, quando ele olhar para você, diga imediatamente o quanto ele é inteligente e dê a comida.

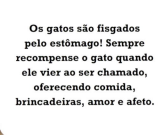

Os gatos são fisgados pelo estômago! Sempre recompense o gato quando ele vier ao ser chamado, oferecendo comida, brincadeiras, amor e afeto.

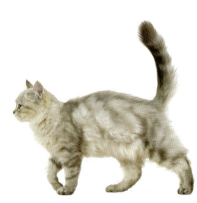

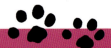

Converse com o seu Gato

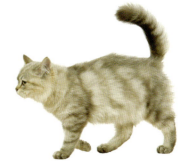

Deixe que o gato venha até você, em vez de ir até ele. É isso que manda a boa educação felina.

Progrida lentamente

Nos próximos dias, continue chamando o seu gato antes de dar a comida. Faça isso mesmo quando ele não estiver por perto. Assim, ele irá responder ao som da sua voz e não da tigela de comida. Se ele não vier imediatamente, espere e tente mais tarde. Se ele não responder, não o procure – simplesmente não dê a comida enquanto ele não atender o seu chamado.

Para garantir que o gato venha quando é chamado, independente de hora ou local, chame-o muitas vezes e sempre o recompense com diferentes tipos de comida, uma refeição, jogos e brincadeiras. Ele virá correndo se souber que algo muito bom o espera.

REGRAS DO TREINAMENTO:

- 🐾 Os gatos precisam de recompensa pelo bom comportamento – assim como nós! Comida, brincadeiras e atenção são ótimas recompensas.
- 🐾 Nunca fique irritado se o gato demorar a vir quando você o chama. Antes tarde do que nunca!
- 🐾 Nunca chame o seu gato se você for fazer algo de que ele não gosta, como passar remédio contra pulgas, cortar as unhas ou levá-lo ao veterinário.
- 🐾 Nunca tente segurar o seu gato depois de chamá-lo. Isso o ensinará a manter-se fora do alcance da próxima vez!
- 🐾 Se o gato não está com vontade de fazer o treinamento, espere um pouco até que ele pareça mais disposto a interagir ou esteja mais interessado na comida.

FATO SOBRE OS GATOS

A audição de um gato é pelo menos 5 vezes melhor que a humana e eles podem enxergar a até 40 metros de distância; portanto, se o gato não vier quando você chama, provavelmente ele está dormindo profundamente ou ignorando-o!

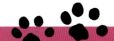

Converse com o seu Gato

Truques fantásticos: sentar-se sob comando e "brincar de urso"

Depois de dominar os comandos básicos, você pode passar ao próximo nível – treinar o seu gato filhote ou adulto a ficar em diferentes posições.

Sentar-se sob comando

É muito fácil treinar seu gato para se sentar sob comando, como um cachorro. No entanto, lembre-se de que você não pode forçá-lo a sentar. Em vez disso, deve motivá-lo oferecendo algo atraente e depois recompensar o comportamento correto. Em seguida, a prática leva à perfeição!

1 Segure o petisco com o polegar e o indicador. Permita que o gato cheire a comida, mas não o deixe comer.

2 Segure o petisco um pouco acima da cabeça dele, para que ele incline o focinho em direção ao teto. Quando ele levanta a cabeça, abaixa o traseiro naturalmente. Assim que isso acontecer, diga "bom" e dê o petisco.

3 Repita pelo menos seis vezes. Se as patas dianteiras do gato saírem do chão, sua mão está muito alta. Neste caso, abaixe um pouco a mão e segure o petisco até que ele se sente.

4 Quando você achar que o gato aprendeu o truque de seguir sua mão, comece a dizer a palavra "sente" antes de atraí-lo. Diga "bom" e dê o petisco sempre que ele acertar. Pratique mais!

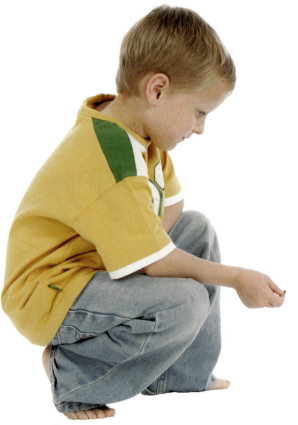

Um ótimo aluno! Este filhotinho está sentado pacientemente, esperando sua recompensa.

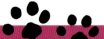

Converse com o seu Gato | 69

5 Agora, coloque as comidas em uma tigela e esconda. Peça ao gatinho para sentar. Seja paciente. Se o gato perder o interesse ou se afastar, chacoalhe a tigela para informá-lo de que coisas boas estão esperando por ele. Se ele se sentar, finja que está realmente feliz! Diga "bom" e dê vários petiscos como uma mega recompensa!

6 Pratique pedir ao gato para sentar-se em situações diferentes, até que ele aprenda que assim irá ganhar elogios e recompensas.

"Brincar de urso"

Os gatos ficam lindos quando sentados nas patas traseiras, com as dianteiras levantadas. Você só precisa de alguns petiscos para ensinar esse truque.

1 Atraia o seu gato para a posição sentada, seguindo as orientações acima.

2 Agora, levante um pouco a mão para que as patas dianteiras saiam ligeiramente do chão. Diga "bom" e ofereça um petisco.

3 Repita até o gato levantar um pouco mais as patas do chão. Se ele tentar pegar o petisco, ignore e espere até que ele se sente novamente.

4 Pratique até que o gato seja capaz de se equilibrar nas patas traseiras e levantar as dianteiras do chão, como se estivesse pedindo – muito fofo!

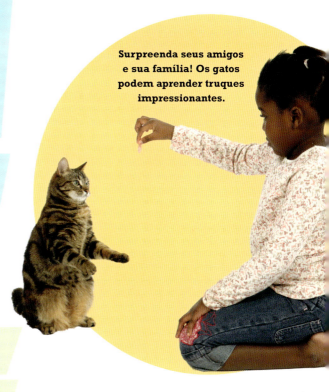

Surpreenda seus amigos e sua família! Os gatos podem aprender truques impressionantes.

DICA IMPORTANTE

Nunca castigue o gato se ele não fizer o que você manda. Simplesmente interrompa o treinamento e espere até que ele esteja mais atento. O treinamento deve ser divertido!

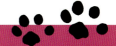

Truques fantásticos: devolver objetos

Muitas vezes os gatos gostam de carregar coisas na boca, isto é um comportamento natural. No entanto, poucas pessoas pensam em ensiná-los a devolver os objetos.

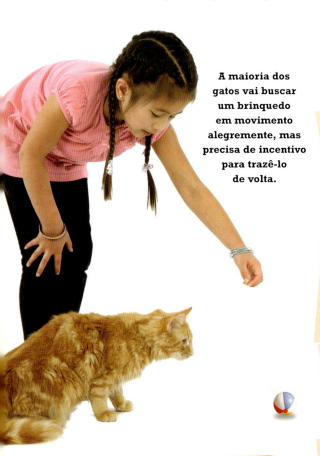

A maioria dos gatos vai buscar um brinquedo em movimento alegremente, mas precisa de incentivo para trazê-lo de volta.

Ensinar seu gato a devolver

Este jogo pode ser ótimo e também fornece exercício ao gato, enquanto ele se esforça para ir buscar o brinquedo e devolvê-lo para você.

1 Escolha um brinquedo de que seu gato goste. Uma bolinha pequena, um brinquedo macio e até mesmo um pedaço de papel alumínio amassado são adequados.

2 Torne o seu gato interessado pelo brinquedo, brincando você com ele. Mantenha a voz baixa e os movimentos suaves, para não assustar o gato. Chacoalhe o brinquedo e faça-o aparecer e desaparecer, como se fosse uma presa se escondendo atrás dos móveis. A maioria dos gatos não resiste a uma bola rolando!

3 Permita que o gato vá atrás do brinquedo e o pegue. Assim que ele o fizer, incentive-o a vir na sua direção, afastando-se dele e chamando-o.

4 Quando o gato vier até você, elogie. Não tente tirar o brinquedo da boca dele, porque assim ele fugirá. Deixe-o soltar o brinquedo em troca de um petisco delicioso ou de outro brinquedo.

5 Brinque com o seu gato desse jeito todos os dias.

FATO SOBRE OS GATOS

As raças orientais, como os Siameses, costumam devolver as coisas naturalmente e, com freqüência, aprendem este jogo bem rápido. Outros gatos podem precisar de tempo e paciência para entendê-lo.

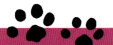

Converse com o seu Gato 71

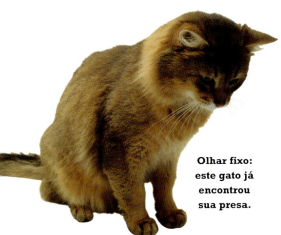

Olhar fixo: este gato já encontrou sua presa.

Assuma o controle do jogo

Se o gato gosta de ir buscar brinquedos, mas não quer trazer de volta, você pode incentivá-lo pegando outro brinquedo idêntico ao primeiro. Quando ele for buscar o primeiro brinquedo, comece a brincar com o outro. Adivinhe qual ele irá querer! Espere-o vir até você com o primeiro brinquedo, antes de jogar o segundo para ele ir buscar – assim, você sempre terá um brinquedo em mãos!

> **FATO SOBRE OS GATOS**
>
> Alguns gatos acham divertido pegar coisas nas casas de outras pessoas! Existem muitos casos de gatos que "roubaram" itens dos vizinhos e até de lojas, e depois trouxeram para seu dono. Esse "roubo" pode incluir itens grandes que exigem muito esforço do gato para serem enfiados pela portinha, como um pacote inteiro de carne moída congelada! Acredita-se que esse comportamento estranho seja uma extensão do instinto materno natural, no qual as mães trazem comida para seus filhotes.

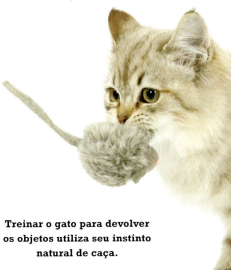

Treinar o gato para devolver os objetos utiliza seu instinto natural de caça.

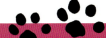

Passeando com a guia e a coleira

Ensinar o gato a passear com a guia e uma coleira longa pode ser útil se você vive em uma área em que não é seguro deixá-lo sair. O passeio proporciona exercício e estímulo mental, mas sem os riscos de se machucar ou se perder.

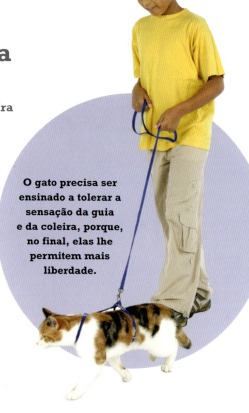

O gato precisa ser ensinado a tolerar a sensação da guia e da coleira, porque, no final, elas lhe permitem mais liberdade.

Para começar

Ensinar o gato a andar de coleira exige muito mais tempo e paciência do que para treinar um cachorro, simplesmente porque os gatos não gostam de ficar presos de nenhuma maneira. O treinamento da coleira tende a ser mais fácil se você começar quando ele é filhote.

1 Escolha a coleira de acordo com o tamanho e o formato do gato, e garanta que ela seja macia e confortável. As correias devem ser ajustáveis para que você possa ampliá-las à medida que o gato cresce.

2 Encaixe as correias no gatinho, dando alguns petiscos para ele comer ao mesmo tempo, para mantê-lo distraído. Se ele parecer assustado ou resistir, peça ajuda a um adulto.

3 O gatinho deve estar calmo e feliz usando a coleira antes de você encaixar a guia. Coloque a coleira quando você o alimentar, brinque com ele e faça carinho. Logo ele começará a associar a coleira a coisas boas!

4 Depois de vários dias praticando isso, você pode encaixar um cordão leve à coleira e deixá-lo solto. Isso permite que o gatinho se acostume à sensação de ter algo pendurado na coleira, antes que você comece a segurar a outra ponta.

5 Quando o gatinho parecer à vontade com a corda, pegue a outra ponta. Se ele se afastar, solte a corda ou siga-o. Nunca puxe ou sacuda a corda, porque isso o assusta.

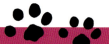

Converse com o seu Gato 73

Acostume o gato a usar a coleira, associando-a a coisas boas como o jantar.

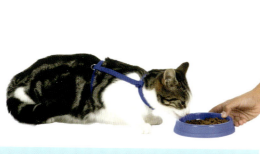

6 Pratique caminhar pela casa com o gatinho usando a coleira e a guia, por vários dias. Quando você quiser mudar de direção, chame o nome dele e derrube um petisco no chão, perto de você. Ele aprenderá a andar com você em vez de escolher sua própria rota!

DICA IMPORTANTE
Quando treinar seu gatinho a caminhar com a coleira e a guia, nunca o deixe brincar com a ponta da corda. Se ele criar esse hábito, será quase impossível sair para passear com ele!

7 Apenas quando o gatinho estiver totalmente à vontade em usar a coleira e a guia é que você pode sair. Provavelmente ele irá querer parar, ver as coisas e sentir todos aqueles cheiros maravilhosos – então reserve um tempo para essa atividade e deixe que ele se divirta. Leve-o para sair diariamente, para que ele se acostume à região e ganhe confiança lá fora.

Companhia de viagem
Ensinar seu gato a andar com a coleira e a guia significa que ele pode sair de férias com você! Alguns donos levam seus gatos no carro, para aproveitar as férias juntos ao ar livre!

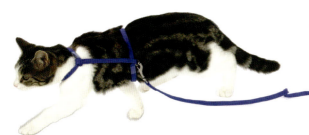

Esse fugiu! Depois de estar confiante com a guia e a coleira, o seu gato pode até acompanhá-lo nas férias.

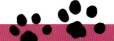

Jogos e Diversões

Os jogos e diversões não devem ser "extras" ocasionais para o seu gato, mas sim, fazer parte da vida cotidiana, principalmente se ele vive dentro de casa. Quando sai na rua, o gato passa muito tempo caçando ou preparando-se para caçar. Se ele vive dentro de casa, ofereça muitas brincadeiras e jogos para que ele use o instinto natural sem tratar o dono como um rato gigantesco!

Embora seja importante que você e o gato gostem dos jogos, selecione sempre brincadeiras que ele escolheria. Obviamente isso não inclui futebol ou xadrez, mas isso não quer dizer que as atividades físicas e os enigmas não estejam na lista dele. Tente pensar em como ele experimenta o mundo e brinque de coisas que tenham relação com o que ele gosta de fazer – perseguir, aproximar-se silenciosamente e caçar são as atividades prediletas dos felinos! Talvez o pior destino de qualquer gato seja ficar preso dentro de casa e entediado. Sem estímulo físico e mental, os gatos podem ficar deprimidos, letárgicos, gordos e até mesmo agressivos.

Dê ao seu gato muitas coisas para fazer, quando está em casa e quando ele fica sozinho. A vida do gato deve ser cheia de jogos e diversões – e você também vai adorar!

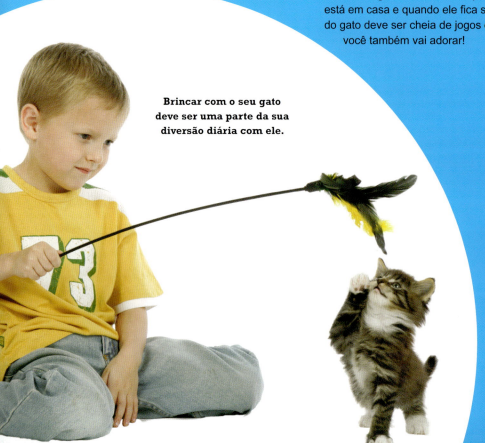

Brincar com o seu gato deve ser uma parte da sua diversão diária com ele.

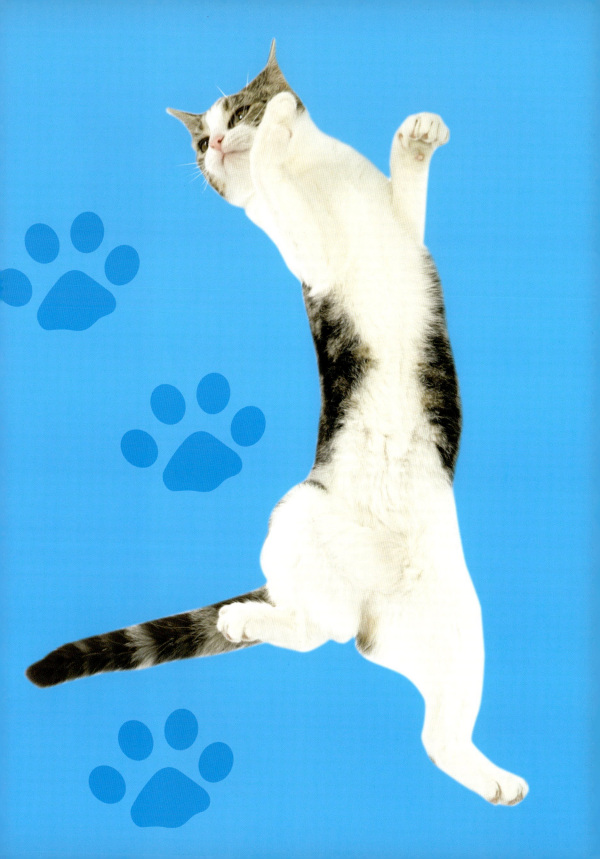

Jogos e Diversões

Jogos de perseguição: como brincar com segurança

Um gato é como uma incrível máquina de caçar! Embora ele seja lindo quando está dormindo em sua caminha, quando ele sai, pode assumir seus instintos predadores para encontrar, cercar, perseguir e caçar presas.

Os olhos dos gatos são desenvolvidos perfeitamente para capturar os menores movimentos, usando sua visão periférica (a capacidade de ver objetos e movimentos que estejam fora da linha direta de visão). Seu olfato pode detectar uma vegetação amassada pela passagem de outros animais e também o odor deles, e a audição capta o mais discreto chiado a muitos metros.

Todas essas capacidades incríveis precisam ser canalizadas e exercitadas para que o gato fique feliz, mas como fazer isso sem sacrificar ratos de verdade ou os seus dedos? A resposta é que devemos entender exatamente o que leva nossos gatos a caçar, e encontrar maneiras de imitar esses comportamentos de uma maneira segura e divertida.

Mantenha seus dedos fora do alcance quando brincar com um gato filhote ou adulto.

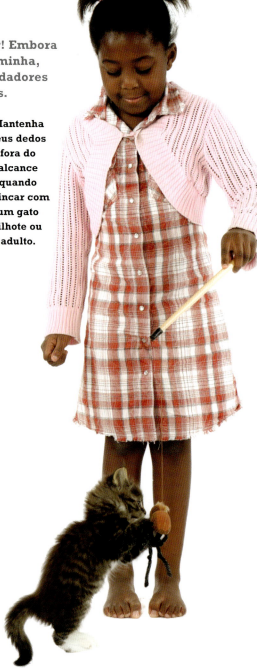

COM UM SIMPLES FIO

Amarre um pedaço longo de barbante ao redor de um móvel, fora do alcance do gato. Puxe-o, para que ele desapareça de vista – o gato usará o sofá como um esconderijo enquanto brinca de exército, tentando fazer uma emboscada ao rato imaginário!

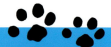

Jogos e Diversões

Brincando de pesca

Alguns dos melhores brinquedos para o seu gato são grátis, feitos por você mesmo! Eles podem ser simples, mas o gato adora brincar com eles.

1 Você precisa de uma vara de bambu com cerca de 40 cm. Qualquer outro tipo de madeira leve e lisa também serve. Se for necessário cortar a varinha, peça a ajuda de um adulto.

2 Enrole fita adesiva nas pontas da varinha, para não se machucar ao segurá-la.

3 Amarre um pedaço longo de barbante em uma das pontas da varinha e prenda-o com mais fita adesiva.

4 Amarre uma ponta ou pedaços de fitas na outra ponta do barbante. Eles "voam" de um jeito bem bonito e são perfeitos para seu gato perseguir, atacar e aproximar-se deles.

Luvas

Se você tem alguma luva velha, pode transformá-la em um brinquedo perfeito para o gatinho, pedindo a um adulto que costure algumas tiras longas de pano grosso nos dedos. Deixe-os pendurados e amarre objetos leves nas pontas, como plumas ou bolinhas de papel alumínio amassado. Depois, coloque a luva e faça esses objetos balançarem, mexendo os dedos.
O paraíso dos gatos!

Movimento do rato

O desejo de caçar não é causado pela fome. Sabemos que os gatos podem fazer uma pausa em uma refeição deliciosa, perseguir uma presa e depois voltar imediatamente a comer! Na verdade, parece que os gatos são automaticamente incentivados a perseguir quando detectam um certo tipo de movimento. Esse movimento é rápido e na direção contrária à do gato – como um rato faria ao fugir. Você pode usar essa informação quando brincar com o seu gato, fazendo com que o brinquedo pareça e aja como uma presa, como a cauda de um rato. Se você balançar o brinquedo e afastá-lo do seu gato, ou até mesmo escondê-lo atrás de um móvel, ele ficará muito mais ávido por persegui-lo do que se o brinquedo ficar parado.

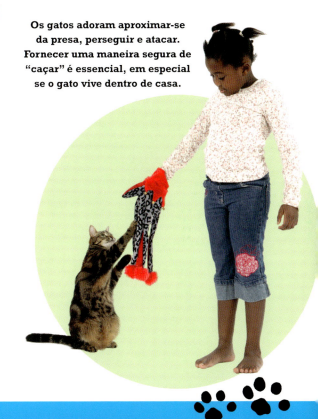

Os gatos adoram aproximar-se da presa, perseguir e atacar. Fornecer uma maneira segura de "caçar" é essencial, em especial se o gato vive dentro de casa.

Caça ao "rato"! Jogos de procurar objetos

Procurar e aproximar-se silenciosamente são as duas principais etapas do processo de caça. Os gatos usam os olhos, os ouvidos e o focinho para encontrar a presa – portanto tente envolver todos os sentidos dele ao brincar de procurar.

DICA IMPORTANTE

A primeira regra ao brincar com o seu gato é entender que ele tem dentes e garras, e eles são muito afiados! O seu gato pode não ter a intenção de machucar, mas se ele enxergar suas mãos ou roupas como brinquedos, pode arranhar ou morder sem querer. Por causa disso, sempre é importante usar um brinquedo ao brincar com ele. Quanto mais longo o brinquedo, melhor para vocês dois.

DEBAIXO DO COPO

Este jogo faz o gato parecer muito inteligente, e ele usa a capacidade de sentir o cheiro de alimentos.

Você precisará de:
- Alguns petiscos deliciosos, como pedacinhos de frango cozido.
- Um copo de plástico leve.

Regras do jogo:
- Coloque o petisco embaixo de um copo virado com a boca para baixo.
- Peça ao gato para encontrar o petisco. Você pode ajudar um pouco no começo, levantando o copo para mostrar o petisco.

Depois que o gato aprender este jogo, tente colocar o petisco dentro de um tubo de papelão e veja se ele consegue encontrá-lo e tentar pegá-lo com a pata.

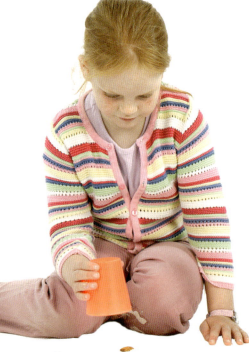

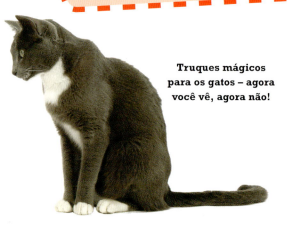

Truques mágicos para os gatos – agora você vê, agora não!

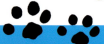

Jogos e Diversões 79

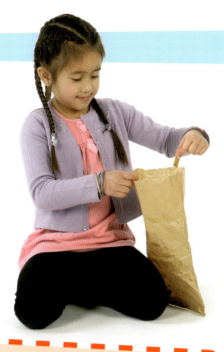

Dentro do saco

Por algum motivo, os gatos adoram brincar com sacos nos quais possam entrar – quanto mais barulho, melhor!

1 Escolha um saco de papel grande (nunca de plástico).

2 Amasse a ponta do saco e assopre lá dentro, para enchê-lo com um pouco de ar.

3 Coloque alguns petiscos (devem ser "secos") dentro do saco e observe o gatinho tentando descobrir como pegá-los, atacando o saco e enfiando a pata dentro.

BOLA NA CAIXA

Para este jogo, você precisará de uma caixa de papelão baixa. Peça a ajuda de um adulto se precisar cortar uma caixa com as laterais altas, para que o gato possa alcançar com a pata lá dentro confortavelmente.

Coloque uma bola pequena e leve (como a de pingue-pongue) dentro da caixa e role-a, para que o gato possa persegui-la com a pata. Para melhorar ainda mais esse brinquedo, coloque a caixa sobre uma superfície desigual (por exemplo, sobre um lápis). Assim, a caixa fica inclinada e quando ele bater na bola, ela rola em uma direção completamente nova.

FATO SOBRE OS GATOS

Erva-de-gato (*catnip*) é o nome popular de uma planta encontrada em jardins do mundo todo. Esta planta possui uma substância química dentro de sua haste e de suas folhas, denominada nepetalactona. Essa substância causa um efeito interessante em alguns gatos, fazendo com que eles se esfreguem na planta e rolem sobre ela, como se estivessem em transe!

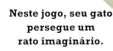

Neste jogo, seu gato persegue um rato imaginário.

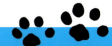

A agilidade do gato!

A agilidade não é exclusiva dos cachorros! Os gatos adoram usar sua capacidade natural de pular, correr e escalar, e um circuito de agilidade em casa, como se fosse uma "academia", é perfeito para liberar a tensão.

O túnel da diversão

Você pode comprar túneis especiais para animais de estimação – o seu gato ficará contente em ganhar um de aniversário. No entanto, um túnel feito em casa também serve! Você precisará de uma caixa grande de papelão.

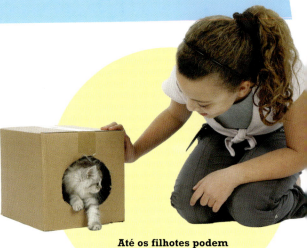

Até os filhotes podem aprender a entrar e sair de túneis de brinquedo.

1 Vire a caixa de cabeça para baixo e marque a abertura do túnel, usando uma caneta hidrográfica em cada lado da caixa. Se for difícil peça ajuda a um adulto para cortar a entrada e a saída do túnel. As aberturas devem ter pelo menos o dobro do tamanho do seu gato!

2 Coloque a caixa no chão e incentive seu gato a entrar no túnel, puxando um pedaço de barbante pelo outro lado ou escondendo um petisco dentro da caixa, para que ele entre para explorar.

3 Quando o gato estiver confiante em entrar no túnel, você precisa tirá-lo de lá – chame-o para sair e dê uma recompensa quando ele vier correndo!

DANDO PULOS DE ALEGRIA

Os gatos são excelentes para saltar, mas precisam de um motivo para fazer isso! Nunca tente forçar o seu gato a pular. O certo é atraí-lo com um petisco ou incentivá-lo a seguir um brinquedo favorito. A brincadeira sempre deve ser divertida para vocês dois.

Coloque uma madeira leve sobre dois vasos da mesma altura virados para baixo, dois cones de plástico comprados em uma loja de brinquedos ou qualquer objeto que sirva para apoiar as duas pontas da madeira, formando um obstáculo.

Ajuste a altura do obstáculo para que o gato pule sobre ele, mas não possa passar por baixo.

Os gatos são naturalmente ágeis e podem brincar com obstáculos dentro de casa, se forem motivados.

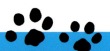

Jogos e Diversões

Os obstáculos do cotidiano

Ensine seu gato a pular sobre uma banqueta e, depois, de lá para uma cadeira próxima (que não escorregue), e assim por diante. Você pode começar a ensinar dando um petisco para ele assim que ele subir na banqueta.

1 Coloque o petisco sobre a banqueta. Incentive seu gato a pular, dando tapinhas na banqueta e falando com ele. Se ele relutar, levante-o com delicadeza e coloque-o na banqueta para comer o petisco, mas ele deve pular sozinho da próxima vez!

2 Repita pelo menos seis vezes, recompensando-o todas as vezes.

3 Assim que o seu gato previr que haverá comida na banqueta, incentive-o a pular e dê o petisco quando ele subir. Agora ele está pronto para passar à próxima fase.

4 Encoste uma cadeira na banqueta e ponha um petisco no assento. O gato não precisa pular até a cadeira, apenas dar um passo. No entanto, se ele descer da banqueta, você precisa remover o petisco rapidamente e começar tudo outra vez.

5 Quando o gato estiver confiante em subir na banqueta e depois passar para a cadeira, comece a afastar uma da outra. Afaste-as somente 3 cm de cada vez, até que ele consiga pular entre as duas.

O circuito completo!

Agora, você pode montar um circuito de agilidade. Deixe o gato passar pelo túnel, subir na banqueta, pular para a cadeira, descer novamente e pular o obstáculo! Quer fazer mais? Coloque os obstáculos em um círculo e deixe o gato passar por eles em seqüências diferentes!

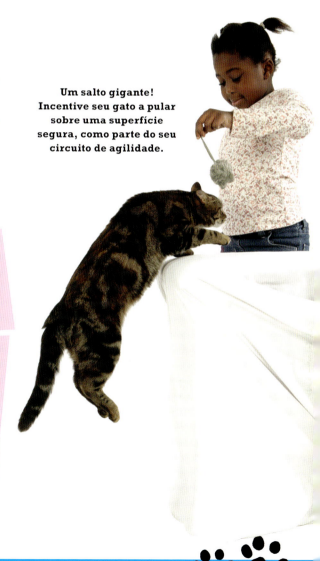

Um salto gigante! Incentive seu gato a pular sobre uma superfície segura, como parte do seu circuito de agilidade.

Jogos e Diversões

Testes de inteligência do gato

O seu gato é inteligente? Mais do que um cachorro comum? É claro que sim! Afinal, ele já sabe quando você vai alimentá-lo, a hora que você chega da escola e como pedir que você brinque com ele.

Testar a inteligência dos animais é difícil, porque eles não podem fazer testes de matemática ou escrever redações! Porém, podemos testar se eles conseguem ou não resolver enigmas ou se lembram como podem conseguir algo.
Você pode montar seu próprio teste de inteligência para o seu gato, só de brincadeira!

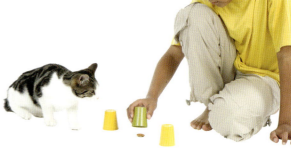

O seu gato é inteligente?
Faça um teste e veja
se ele é um gênio.

SIMPLES ASSIM!

Para o primeiro enigma, você precisará de:
- Três copos de plástico velhos
- Petiscos

Coloque os três copos com a boca para baixo e insira alguns petiscos embaixo de apenas um deles. Incentive o gato a procurar os petiscos e depois a tocar com a pata no copo correto.

Ele:
a) Foi direto ao copo correto e o derrubou para pegar o petisco? 5 pontos.

b) Derrubou um dos outros copos antes de encontrar e derrubar o certo? 3 pontos.

c) Derrubou os dois copos errados antes de encontrar o certo? 1 ponto

ABRINDO A PORTA

Para o segundo enigma, você precisará de:
- Uma gaiola de gato com porta
- Petiscos

Coloque a gaiola no chão, para ficar na altura do gato. Enquanto o seu gato observa, coloque petiscos de dar água na boca dentro da gaiola e feche a porta com o gato fora.

Observe-o com atenção. Ele:
a) Chega perto da porta e tenta abri-la usando a pata ou o focinho? 5 pontos.

b) Chega perto da gaiola e caminha ao redor dela várias vezes, olhando para os petiscos? 3 pontos.

c) Se afasta? 1 ponto.

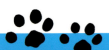

Jogos e Diversões 83

TESTE DO LABIRINTO

Para o terceiro enigma, você precisará de:
- 🐾 Um cronômetro ou relógio com ponteiro de segundos
- 🐾 Quatro caixas de papelão
- 🐾 Petiscos

Preparação: arrume as caixas em um quadrado com uma única entrada no meio, formada por um espaço entre duas das caixas.

Coloque alguns petiscos no centro do quadrado. Segure o gato para que ele possa ver o espaço entre as caixas, e depois solte-o para que caminhe pelo espaço para pegar os petiscos.

Agora coloque mais petiscos no centro, mas, desta vez, leve o gato até o outro lado das caixas, para que ele não possa ver a entrada. Cronometre o tempo que ele demora para dar a volta e chegar até o espaço, atravessá-lo e encontrar os petiscos.

a) Menos de 20 segundos. 5 pontos.

b) 20 a 60 segundos. 3 pontos.

c) Mais de 1 minuto. 1 ponto.

Montar um labirinto para o seu gato é fácil e divertido – invente versões avançadas e cada vez mais complexas!

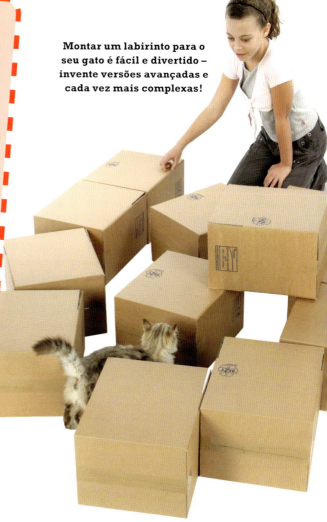

Veja se o gato consegue descobrir rapidamente como abrir a porta para entrar na gaiola.

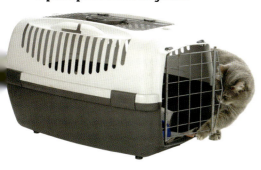

A pontuação do seu gato

10 a 15 pontos: Nossa! Seu gato é um gênio!

5 a 10 pontos: Muito bem. Seu gato se esforça para encontrar as respostas certas.

0 a 5 pontos: Poderia ter tentado mais. Obviamente, também é possível que ele seja muito inteligente e não quis se esforçar!

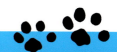

Jogos e Diversões

Perguntas que você sempre quis fazer!

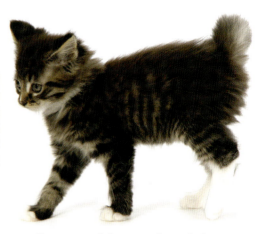

Se o seu gatinho corre de um lado para outro à noite, ele pode estar simplesmente usando o excesso de energia.

O meu gato pode assistir à TV?

Alguns gatos parecem assistir à TV, mas é claro que não podem nos dizer o que eles vêem! Os gatos não enxergam as cores como nós – por exemplo, enxergam os vermelhos como tons de cinza. A imagem na tela da TV é formada por pontos vermelhos, azuis e verdes. Nós vemos as cores na tela como uma mistura delas, mas os gatos enxergam apenas as cores produzidas pela combinação de azul, verde e cinza. Isso pode significar que eles têm dificuldades para ver algumas imagens.

Apesar disso, foram produzidos vídeos e DVDs para gatos com base no que eles gostariam de assistir! De fato, alguns gatos parecem gostar de ver imagens de peixes nadando e borboletas ou mariposas voando – e às vezes até "atacam" a TV para tentar pegá-las!

Por que o meu gato tem a "meia hora da loucura"?

Muitos gatinhos têm a meia hora da loucura à noite, depois do jantar. De repente, eles começam a pular e correr pela sala usando os móveis como um percurso de obstáculos (e também os seus donos, se estiverem no caminho)!

Ninguém sabe exatamente o que causa esse comportamento estranho nos filhotes, mas é provável que eles soltem a energia acumulada no final do dia. É importante que o gatinho aprenda que não é permitido atacar o dono como parte da diversão. Distraia-o com um brinquedo interessante, faça alguma brincadeira para cansá-lo ou levante-se e saia da sala se ele persistir em tentar tratá-lo como um rato gigantesco!

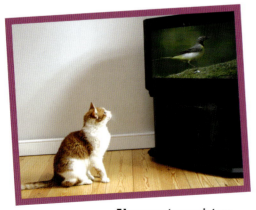

Alguns gatos assistem à TV e parecem ter seus programas favoritos!

Jogos e Diversões 85

Atacar pássaros é um comportamento natural. O gato pode até trazer um pássaro para casa, como presente!

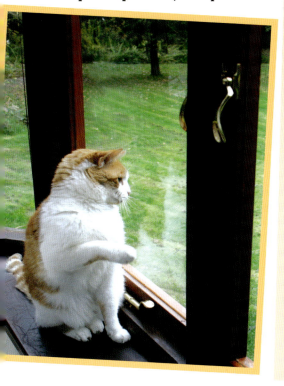

Por que os gatos trazem ratos e pássaros para casa?

O instinto natural dos gatos inclui o desejo de perseguir ratos, pássaros, às vezes insetos e até mesmo animais maiores como esquilos e coelhos. Na verdade, essa capacidade de caçar roedores é um dos motivos pelos quais as pessoas começaram a querer conviver com os gatos. No entanto, em vez de apenas pegar, matar e comer sua presa lá fora, os gatos costumam trazê-la para casa – e fazem um esforço especial para nos mostrar o que trouxeram.

Se o seu gato lhe trouxer um "presente", não fique irritado com ele. Simplesmente, ele está seguindo uma necessidade de tratá-lo como parte da família. Ele acha que está trazendo comida para você como se você fosse o filhote dele, que ainda não aprendeu a caçar sozinho. Isso explica por que, às vezes, ele traz uma presa ainda viva, assim ele pode ensiná-lo a atacar, pular sobre ela e matá-la!

Os gatos Esfinges não têm pêlos, e isso diminui a probabilidade de alergias em algumas pessoas.

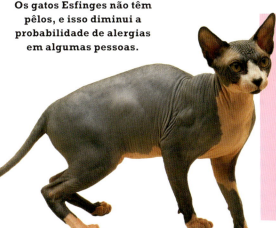

O que causa alergia ao gato?

Algumas pessoas são alérgicas a gatos. As alergias podem ser causadas por pêlos, a pele morta que se acumula sobre o corpo ou, mais comumente, a saliva que fica nos pêlos quando ele se lambe. Algumas raças de gatos, como as variedades sem pêlos, podem não causar essa reação em todos os alérgicos – mas isso deve ser analisado caso a caso, porque todos os gatos se lambem, mesmo os que não têm pêlos.

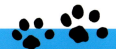

Perguntas que você sempre quis fazer!

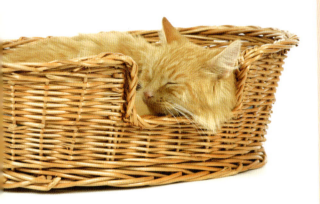

Por que os gatos escavam o jardim?

Os gatos são animais muito limpos, por isso, quase sempre cobrem o local onde fizeram suas necessidades. É por isso que eles escavam a caixa de areia ou terra antes e depois de se aliviarem. Primeiro, eles fazem um buraco; depois de fazer o que precisam, cobrem com areia ou terra. O jardim é perfeito para isso, porque o solo é leve e macio, mais fácil de escavar e mais confortável para ele se agachar! Os jardineiros podem não ficar muito felizes com isso!

Às vezes, o gato não cobre as fezes, deixando-as visíveis deliberadamente. Isso serve como sinal de odor para outros gatos e animais.

O meu gato sonha como eu?

É impossível saber ao certo se os gatos sonham como nós. No entanto, se você já o observou dormindo, sabe que às vezes ele mexe os bigodes, as patas ou até mesmo a cauda, como se estivesse sonhando. Os gatos também podem rugir ou ronronar quando estão dormindo. Talvez ele saia para caçar ou perseguir presas em seus sonhos!

Os gatos dormem muito; em média, costumam dormir 13 a 18 horas por dia para economizar energia e passar o tempo. Na natureza, os gatos são diurnos, o que significa que são mais ativos no começo da manhã e à tarde – os horários em que caçam. Os gatos domésticos se ajustam à nossa rotina. Afinal, ele acha mais divertido ficar acordado quando nós também estamos e prefere dormir à noite.

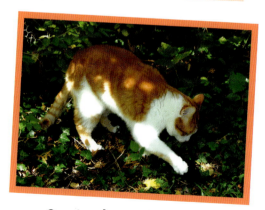

Os gatos adoram usar o jardim como banheiro, porque o solo é leve e solto.

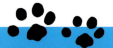

Jogos e Diversões

Nem todos os gatos gostam de água, mas o Van Turco é exceção – eles adoram nadar!

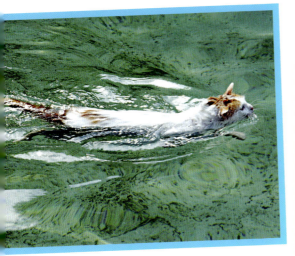

Por que o meu gato se lambe?

Os gatos se lambem para limpar seus pêlos e também para regular a temperatura do corpo. Os pêlos alisados aprisionam o ar quente, o que mantém o gato aquecido. Quando está calor, a saliva evapora do pêlo, ajudando a manter o gato fresco.

Como você sabe, a língua do gato é muito áspera. Essa textura é causada por centenas de ganchos minúsculos, voltados para trás, que agem como mini-escovas. Eles ajudam a remover parasitas e pêlos soltos, que são então engolidos e, às vezes, voltam como as bolas de pêlo.

O gato também se lambe para se reconfortar – é por isso que ele se lambe mais depois que você fez carinho ou brincou com ele, ou se está preocupado. Gatos amigos também lambem um ao outro. Isso ajuda a espalhar o odor do clã e fortalece a relação que existe entre eles.

Os gatos sabem nadar?

Os gatos sabem nadar, mas a maioria detesta porque simplesmente não gosta de se molhar! Existe uma exceção, no entanto. O gato Van Turco é famoso por adorar água. Alguns gatos dessa raça gostam até de torneiras abertas: bebem na torneira ou jogam a água com as patas. Outros são fascinados por nadar – na banheira, se possível, e até no mar! Se você tem um gato dessa raça, logo descobrirá que é melhor manter a tampa do vaso sanitário fechada!

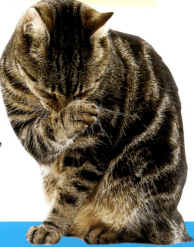

Os gatos se lambem para se manter limpos, conservar seus pêlos e se reconfortar.

Jogos e Diversões

Perguntas que você sempre quis fazer!

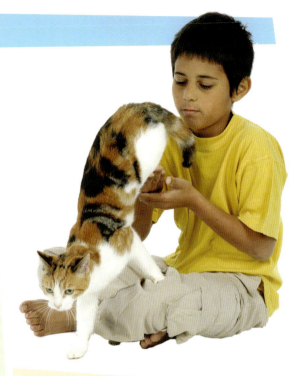

Por que o meu gato tem dentes tão grandes?

Os gatos são predadores. Eles têm o "design" certo para perseguir, aproximar-se e atacar, e são formidáveis para matar pequenos roedores, pássaros e outras criaturas. Os dentes longos da frente – chamados de "caninos" – são armas especialmente projetadas para capturar e matar a presa.

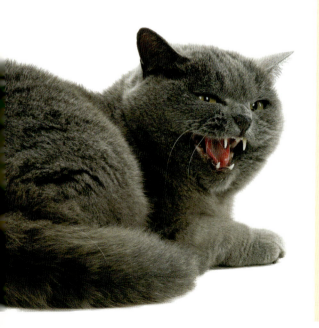

Por que o meu gato às vezes foge de mim?

Alguns gatos são mais nervosos. Isso parece ser um fator genético – a personalidade e o temperamento do gato parecem ser herdados principalmente do pai. No entanto, todos os gatos ficam assustados com movimentos repentinos, ruídos altos e eventos inesperados.
Nesse caso, primeiro eles fogem e depois perguntam! Normalmente, essa é uma estratégia de sobrevivência porque ajuda a mantê-los afastados de problemas. Às vezes, ele não reconhece alguém conhecido e corre uma distância curta, daí se recupera e volta a ser amigável.

Os gatos também aprendem rapidamente a evitar as coisas de que não gostam. Se você passar o spray de pulgas nele um dia, não se surpreenda se ele sair correndo quando você pegar a lata do spray no dia seguinte!

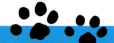

Jogos e Diversões 89

Por que o meu gato baba e me aperta com as patas?

Lá fora, o gato pode ser um predador selvagem, mas, dentro de casa, ele é tão dependente de você quanto um bebê! Os gatos retomam muitos comportamentos de filhote quando estão dentro de casa, com pessoas que conhecem e em que confiam. Isso pode incluir a ação de apertar com as patas e babar. Esse comportamento vem da época em que o gatinho apertava a mãe para estimular o fluxo de leite dela. Esta ação o fazia salivar, prevendo que iria mamar em seguida. Agora, ele está fazendo a mesma coisa com você, com alegria e felicidade!

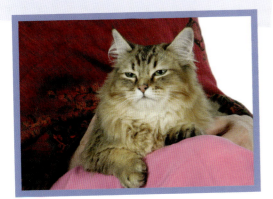

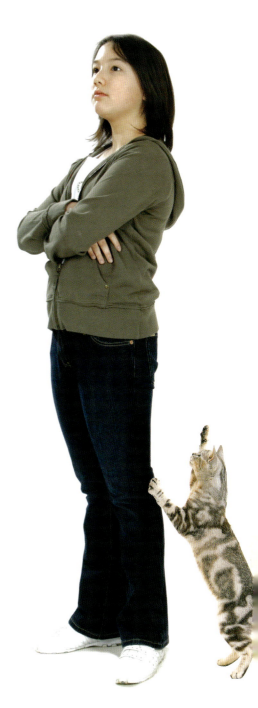

Por que o meu gato fica interessado por pessoas que não gostam de gatos?

A linguagem dos gatos é diferente da humana. Uma das maiores diferenças é que, na linguagem deles, fechar os olhos e virar o rosto e o corpo para o outro lado é um convite à amizade. Isso tem um significado completamente oposto para uma pessoa! As pessoas que não gostam de gatos tendem a ignorá-los e se afastar deles – mas o gato enxerga isso como uma maneira educada de pedir que ele se aproxime!

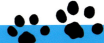

Glossário

Adolescência. O período de 5 a 18 meses de idade, em que o gato é equivalente a um adolescente humano.

Areia. Material colocado na caixa de areia para absorver os líquidos e reduzir o odor. Podem ser usadas também lascas de madeira e pedacinhos de argila.

Beleza. Escovar, pentear, cortar as unhas e escovar os dentes do seu gato.

Bola de pêlo. Uma massa de pêlos engolidos enquanto o gato se lambe, que se aloja no estômago e depois é vomitada.

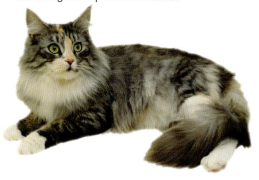

Circuito de agilidade. Um percurso com obstáculos incluindo saltos, túneis e passarelas elevadas.

Coleira. Um equipamento colocado no corpo e no tórax do gato, que pode ser encaixado em uma guia.

Comando. A palavra que você diz quando deseja que o gato faça uma ação específica, como "sentar", ou que ele execute um truque, como "brincar de urso".

Comida úmida/seca. As comidas úmidas são vendidas em latas. As secas são as rações, na forma de bolinhas e freqüentemente vendidas em uma caixa ou saco.

Erva-de-gato. Uma erva também chamada de nepeta ou *catnip*. Alguns gatos reagem a ela como se estivessem no paraíso – pulando sobre ela e comendo! Outros a ignoram completamente. Esta resposta parece ser herdada dos pais.

Felino. Uma palavra usada para descrever tudo o que se refere aos gatos, e que vem do latim *feli*.

Felinos selvagens. Felinos que não foram socializados com as pessoas e vivem na natureza.

Gaiola. Usada para prender e transportar seu gato com segurança – feita de papelão forte, plástico ou arameor.

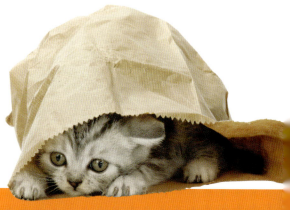

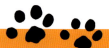

Glossário

Gatinho. Um filhote com até 6 meses.

Incentivo. Usar um petisco para incentivar seu gato a ficar na posição que você deseja.

Linguagem corporal. Como o gato usa as posturas do corpo e as expressões faciais para se comunicar.

Odor do clã. O odor que faz toda a sua família ter o mesmo cheiro para o gato.

Petisco. Um pedacinho de comida de que o seu gato goste, como frango cozido.

Predador. Um animal que caça e come outros animais para sobreviver.

Presa. Um animal que é capturado e comido por outro animal.

Pulgas de ouvido. Pulgas que vivem no canal do ouvido do gato. Elas causam irritação e acúmulo de uma cera marrom escura. Devem ser tratadas no veterinário.

Recompensa. Qualquer coisa que o gato goste de receber em troca do bom comportamento; geralmente um petisco ou um jogo.

Ronronar. Vibrações na garganta do gato, que fazem um som distinto. Geralmente, para mostrar que ele está feliz e contente.

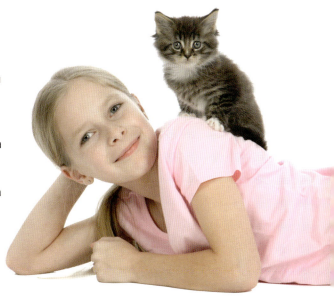

Rugir. Um som baixo e rouco que os gatos fazem no fundo da garganta. Geralmente, um sinal de alerta.

Socialização. Apresentar seu gato a muitas pessoas, para acostumá-lo a comunicar-se com elas.

Spray de urina. Comportamento característico de marcação, no qual os gatos expelem a urina sobre superfícies verticais.

Veterinário. O médico dos animais.

Vocalização. Qualquer ação que o seu gato faça com a boca e a garganta.

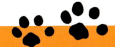

Sites e Instituições

Sites

www.revistapulodogato.com.br
Revista que é grande referência para todos aqueles que gostam de gatos.

www.cfelinosbrasil.org
Confederação de Felinos do Brasil – formada em sua maioria por clubes, criadores e amantes de felinos de todo o país.

www.sosgatinhos.com.br
Site bem-humorado que ajuda as pessoas interessadas a encontrar um amigo felino, além de ter uma lojinha com artigos especializados.

www.adoteumgatinho.com.br
ONG criada com o objetivo de tirar gatinhos abandonados das ruas. No site, há uma infindável lista de gatos (com fotos e descrição da personalidade de cada um) que estão a procura de um lar. Também dispõe de loja virtual.

Troque idéias com os seus amigos que também tenham gatos.

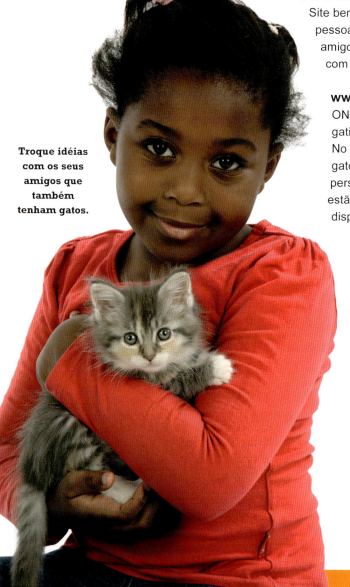

Sites e Instituições — 93

Instituições

União Internacional Protetora dos Animais – UIPA
Av. Presidente Castelo Branco, 3.200. Canindé. São Paulo – SP. Cep: 03036-000.
www.uipa.org.br

Confederação de Felinos do Brasil
Rua Leais Paulistanos, 116. Ipiranga. São Paulo – SP. Cep: 04202-010.
www.cfelinosbrasil.org

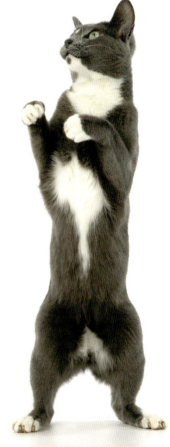

Os gatos são amados por milhões de famílias ao redor do mundo!

Índice Remissivo

A
adolescência 10-11
agilidade 80
   circuito 80-81
alergia aos gatos 85
alimentação 14, 15,61
animais de estimação, e o seu
   gato 56-57
ansioso 38, 61
ao ar livre 16-17
apertar com as patas 43, 89
arranhar 31,60-61,64
assistindo à TV 84
atacar 60
audição 29, 67

B
babar 43, 89
banheiro 13, 86
   ver também caixa de areia
barbantes, brincadeiras 76
bigodes
   linguagem corporal 28-29, 41
boa educação 32, 53, 58-59
   lista de verificação 59
brigas 19
brincar 74, 78
   riscos 18-19
   segurança 58, 76
   ver também jogos,
   brinquedos, truques
brincar com sacos 79
brincar com segurança 58
brinquedos 70, 71,78
   vara de pescar 58, 77
   luva 77
   bastões 58

C
cachorros e gatos 56
caixa de areia 13, 15
caminhas 14, 15
capacidade de caçar 76, 77, 78
carinho 44, 53, 55
cauda
   linguagem corporal 26
   pose da "escova de
   mamadeira" 27, 41
   raiva 40-41
chamar a atenção 42, 53
coleira 17, 72-73
comida
   companhia para jantar 15
   refeições 14, 44
   temperatura ambiente 15
   ver também alimentar,
   recompensas, petisco
comportamento 60-61
comunicação
   gatos e outros gatos 24, 25
   gatos e pessoas 7, 24, 36
   veja também odor
contato físico com pessoas, 43
contentes 28, 34, 42, 43
conversa com o seu gato 44-5
conviver com pessoas 54
cumprimentar 31, 42

D
dentes 41, 88
   saúde 20
dentro de casa 16
diário social 54, 55
dormir 14, 86

E
emoções, ver raiva, contente,
   feliz, assustado
erva-de-gato (*catnip*) 65, 79
escavar o jardim 86
esconder 39
escovar 21
esfregar 30, 32, 33

F
feliz 36, 42-43
fezes 30, 31
fezes descobertas 86
filhotes 10, 12-13
   cauda 26
   desenvolvimento social 54, 55
   dormir 14
   feliz 43
   interagir com pessoas 24
   pegar o gatinho no colo 14, 54
   ronronar 12
   selvagem 10
   treinamento 53
   ver também "meia hora da
   loucura"
focinho 12, 25
fuga 39
fugir 38, 39, 88

G
garras 27, 64, 65
gatos de colo 43
gatos Esfinge 28, 85
gatos Persas 28
gatos Siameses 35, 70
gatos Van Turcos 87
guia 17, 72-73

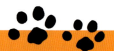

Índice Remissivo

I
idade 10-11
idade verdadeira 11
ignorar comportamentos 53, 59
infância 10
instinto doméstico 16

J
jogos 74
jogos de perseguir 76-77
jogos de procurar 78-79

L
lamber 87
linguagem corporal 26-27, 28-29
linguagem dos gatos, aprender 22-7, 24-25
luva de brinquedo 77

M
medo 28, 38-39
"meia hora da loucura" 60, 84
miar 34
morder 60
movimento 27

N
nadar 87

O
odor 24, 30-31, 32-33, 37
   glândulas de odor 17, 30
   pano com odor 33
   sinais de odor 24, 30-31, 32-33
odor do clã 31, 32
olfato 24, 30

gatinhos 12
olhos
   linguagem corporal 28, 41
   saúde 20
   visão 25
orelhas
organizações dos animais 93
outros animais, ver animais fora de casa 16-17

P
passear com coleira e guia 72-73
patas 27
   ver também glândulas de odor
pegar o gato no colo 14, 54
perguntas sobre seu gato, 84-89
perseguir 76-77
personalidade e treinamento 53
pessoas que não gostam de gatos 89
petiscos 50, 52, 53, 67
pia e mesas 61
plantas, ver riscos das plantas
poste de arranhar 64-65
posturas 26
procurar 78-79
pular 16, 61, 80, 81

Q
questionário da segurança 19
questionários 19, 46-47

R
raiva 40-41
   cauda 26, 27

olhos 28
recompensas 50, 52-53, 67
reflexo corretivo 27
regras da casa 14-15
responsabilidades pelo seu gato, 10-11
riscos 18-19
riscos das plantas 18-19
rolar 41, 45
ronronar 12, 34, 42
roubar 14, 71
rugir 35

S
saúde 20-21
sentar-se no seu colo 43
sentimentos 28, 36, 37
sentir-se seguro 39
sibilar 35
sonhar 86
sons da fala 34, 35
sons, ver vocalizações
spray de urina 30

T
tamanho 10
tapinhas na cabeça 53
técnicas da portinha 62-63
terceira pálpebra 20, 21
territorial 19
testes de inteligência 82-83
trazer presentes para casa 85
treinamento 50-51
   regras 67
   ver também vir quando chamado, recompensas
treinamento, caixa de areia 13

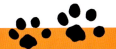

Índice Remissivo e Agradecimentos

truques
　brincar de urso 69
　devolver 70-71
　sentar-se sob comando 68-69
túneis de brinquedo 80, 81

U
uivar 35
urina 30, 31

V
vara de pescar de brinquedo 58, 76, 77

velhice 11
vida adulta 11
vir quando chamado 66-67
viver com outros animais de estimação 56-57
vocalizações 34-35

Agradecimentos

Fotografias

As fotos são de John Daniels, com as seguintes exceções:
Quarto, Inc. London 2, 16 abaixo, 21 direita, 24, 26t, 37 esquerda, 38 direita, 46 direita, 51 direita, 58 direita, 64 abaixo, 71 esquerda, 85 abaixo, 90 meio; Warren Photographic 11 acima e meio, 13 esquerda, 33 esquerda, 35 direita, 87 esquerda; David King 29 direita; Kim Taylor/Bruce Coleman 11 abaixo; Hans Reinhard/Bruce Coleman 16 direita; © Pat Doyle/Corbis 40 direita.

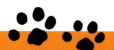